DaehanNarae Publishing, Inc.

SK V1 Tower 1507
Younmujang 5 gagil 25, Sungdong-gu,
Seoul 04782, Korea
TEL: +82-2-922-7080
FAX: +82-2-922-0841
E-mail: nrpub@naver.com
Website: www.nrbooks.kr

Original Japanese Title: MORPHOLOGY—歯牙形態の類似性
by 片岡繁夫

자연치 형태학—치아 형태의 유사성

발행일 2023년 4월 5일
저자 Shigeo Kataoka
역자 박연경
발행인 최용원
편집디자인 김다현
표지디자인 김다현
교정·교열 김경미
발행처 **대한나래출판사** (등록 제2012-000051호/1994.6.10)
주소 서울시 성동구 연무장 5가길 25, 성수역 SK V1 Tower 1507호
전화 (02) 922-7080
팩스 (02) 922-0841
이메일 nrpub@naver.com
홈페이지 www.nrbooks.kr

ISBN 978-89-5741-945-8

정가 70,000원

Printed in Korea

자연치 형태학

치아 형태의 유사성

Shigeo Kataoka (片岡繁夫) 저 · 박 연 경 역

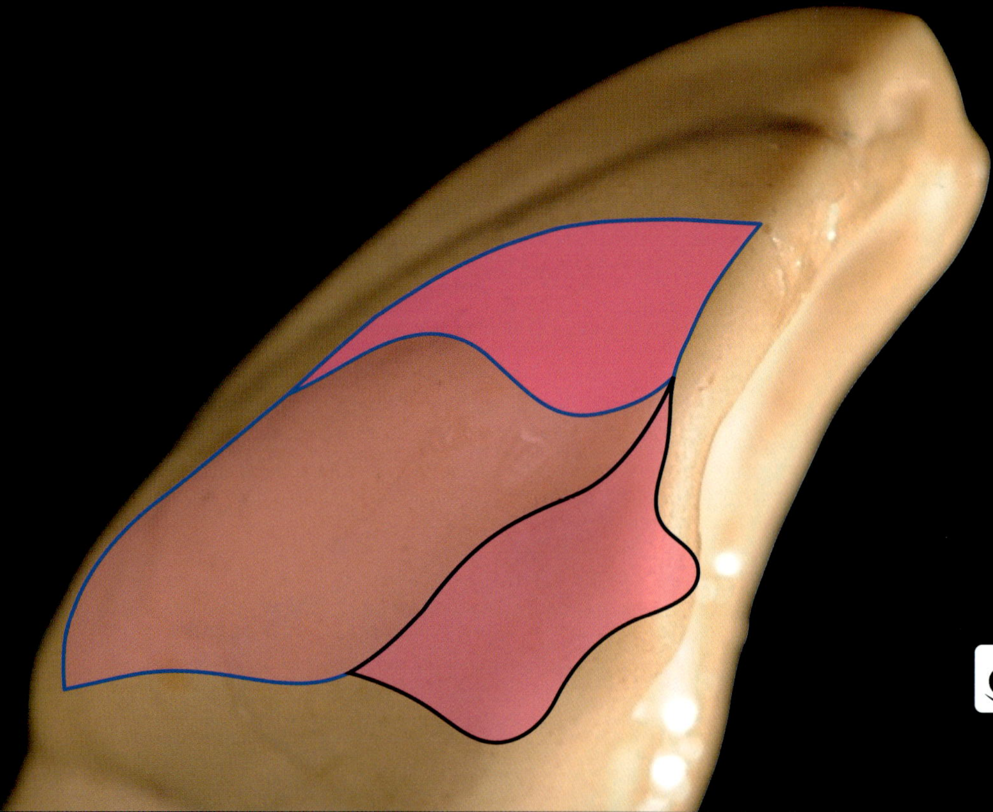

dh 대한나래출판사

서문

1984년 오사카 세라믹 트레이닝 센터를 개설하여 치과기공사를 대상으로 세라믹 기공 교육을 시작하였다.

1987년 저자는 QDT 잡지에서 야마모토 마코토 선생님, 미요시 유타카 선생님과 함께 "PFM: 심미 표현의 기술적 원칙"을 주제로 치아 형태에 대한 좌담회를 가졌다. 이 일을 계기로 '자연치 형태 재현'이 트레이닝 센터의 교육 이념이 되었다.

1993년 트레이닝 센터 강사진에 의해 "Nature's Morphology"를 출판(Quintessence 출판)하여 치과기공 전문학교에서 배우는 치아해부학에는 없는 치아 형태 재현의 기초를 보여주었다. 또한 기본 3 형태(원형, 방형, 첨형)에 대한 해설 및 대략적인 외곽 형태를 설명하였다.

2005년에 출판한 "Harmony"(Quintessence 출판)에서는 치아 형태의 관찰은 여러 방향(순측면, 설측면, 인접면, 절연측)에서 필요하다는 것을 이미지만으로 설명하고 끝냈다.

이 책 "자연치 형태학—치아 형태의 유사성"에서는 "Nature's Morphology"와 "Harmony"에서 보여주지 못한 기본 3 형태를 순면, 인접면, 절연의 세 방향으로부터 관찰하여 기본 3 형태가 어떻게 형성되는지를 설명하였다.

기본 3 형태의 모양은 각각 여러 차이가 있지만, 치경선 형상, 우각의 특징, 근·원심 융선 형태가 같은 형태에 속하는 것을 설명하고, 기본 3 형태의 유사성을 보여준다.

구치의 경우에도 상·하악의 각 치아에서 교합면에 대한 교두정 위치, 소와 위치 및 구(groove), 인접면에서의 협측 및 설측 최대 풍융부 위치, 근·원심의 접촉 범위에 관하여 형태의 유사성을 설명한다. 교합면을 형성하는 각각의 위치 관계를 알면 쉽게 교합면을 재현할 수 있다.

이 책에 제시된 치아 형태를 모두 재현하는 일은 보철물 제작에 대한 최선을 보여주는 것이 아니라, 본래의 자연치 형태에 대한 기준을 보여주는 것이다.

전치 보철물 제작의 경우에는 이 책에서 보여주는 자연치 형태를 기본으로 하여 치과기공사 개개인의 감성을 더하는 것이 최선의 보철물이라고 생각한다. 구치부의 경우에도 이 책에서 보여주는 형태를 기준으로 다양한 교합이론을 더하는 것이 보철물 제작의 최선이다.

2022년 1월

Shigeo Kataoka (片岡繁夫)

저자 약력

Shigeo Kataoka (片岡繁夫)

1972년 유키오카 의학기술전문학교 치과기공사과 졸업
1984년 오사카 세라믹 트레이닝 센터 개교
1989년 유한회사 카타오카 세라믹 개업
1994년 오사카 세라믹 트레이닝 센터 미야자키교 개교
2006년 유한회사 ZERO publishing 설립
2015년 류마주쿠 개소

[저서]

1993年 Nature's Morphology(クインテッセンス出版)
2005年 Harmony(クインテッセンス出版)

역자 서문

역자는 2008년 오사카 세라믹 트레이닝 센터에서 Shigeo Kataoka 선생님께 세라믹 기공 교육을 받고 지금까지 자연치 형태를 연구하는 일에 최선을 다하고 있다.

Shigeo Kataoka 선생님은 역자가 스승님으로 모시고 있는 분이다. 2020년 5월에 역자가 "Live Build Up"(대한나래출판사 출판)을 집필하고, Shigeo Kataoka 선생님께서 보내주신 추천사를 읽을 때의 감동은 절대 잊을 수 없다.

선생님께서 집필하신 "Nature's Morphology"와 "Harmony", 두 권의 서적은 대한민국 치아 형태에 관한 치과 전문서적 중에 역대 베스트셀러로서 수많은 치과 전문 종사자에게 영감을 주었다.

선생님의 신간인 "자연치 형태학—치아 형태의 유사성"은 상·하악 모든 치아의 형태를 체계적으로 분석하고 전치, 기본 3 형태, 구치, 상악 6전치로 구분해 치아의 유사성을 여러 각도에서 관찰하여 설명하고 있다. 전치부는 물론이고 구치부의 유사성까지 집대성하여 얼굴 생김새, 입술, 치열, 각 치아 형태의 관계를 통해 최종 보철물 제작에 대한 이해도를 높일 수 있다.

이 책이 치과 임상에서 치과의사와 치과기공사에게 어떤 의미가 되었으면 하는지 책의 에필로그에 잘 나와 있다. 보철물의 제작 방법과 재료는 변하지만, 치아 형태를 배우고 재현하는 훈련을 통해 감성만으로 제작하는 것이 아니라 감성이 더해져 제작된 보철물의 중요성을 강조하였다.

평생 동안 자연치 형태를 연구하셨던 Shigeo Kataoka 선생님께서 하신 마지막 문구가 마음에 큰 울림을 주었다. 이것이 "치과기공에 사랑을 갖고 풍요롭게 되는 길"이라고 하신 말씀 속에 그 길을 따라가는 제자로서 이런 훌륭한 책을 집필해 주심에 감사하며, 선생님의 철학을 함께 공유하는 마음으로 이 책을 번역하였다.

마지막으로 이 책의 의미와 중요성을 아시고 출판할 수 있도록 큰 도움을 주신 대한나래출판사 최용원 대표님과 편집부 직원들께 진심으로 감사를 드린다.

2023년 4월

박 연 경

역자 약력

박 연 경

재료공학 박사

DENTALBODA 대표

DENTALBODA YouTuber (구독자 43,000명)

네이버 인물등록 (온라인콘텐츠창작자)

Shigeo Kataoka (OCTC) 개인 사사

전) 김천대학교 치기공학과 조교수

보건복지부 장관 표창

소상공인시장진흥공단 이사장 표창

[대표 저서]

Live Wax Up (2016, 대한나래출판사)

Live Build Up (2020, 대한나래출판사)

차례

제1장

기본적인 치아 형태

제2장

제3장

제1장
기본적인 치아 형태

1
치아 형태를 결정하는 순측 근심 변연융선, 순측 원심 변연융선

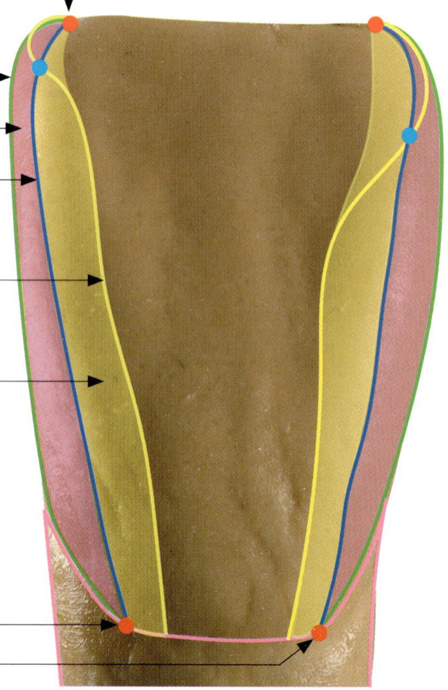

- 중절치·측절치의 치아 형태는 대개 근심 변연융선과 원심 변연융선으로 이루어지고, 절연과 치경선이 더해져서 순면 형태를 이루고 있다.
- 순측면을 구성하는 근심 변연융선, 원심 변연융선은 외곽선(—), line angle(—), 순측면 구(—)로 이루어지고, 그 3개의 선은 절연융선상에서 만난다(●).
- 외곽선은 치관의 외주(바깥 둘레)를 이루는 라인이며, 외곽선과 line angle을 향하는 둘러싸인 면인 인접 이행면을 형성한다.
- 근·원심 변연융선은 line angle과 외곽선으로 이루어지는 인접 이행면(■), line angle과 순측면 구로 이루어지는 순측 이행면(■)의 2면으로 구성된다.
- Line angle은 치경선상에서 시작하여 절연을 향해 선을 그으면 절연융선상에서 외곽선과 만난다(합류점).
- 순측면 구는 치경선상에서 시작하여 line angle의 절연 방향으로 곡선의 시작점(●)부터 인접면 방향으로 돌아 들어가고, 외곽선을 따라 절연융선상의 합류점에서 line angle과 만난다.
- 치경선상에서 line angle이 시작하는 위치(●)와, 절연상에서 순측면 구, line angle, 외곽선이 만나는 위치와, line angle과 외곽선이 만드는 인접 이행면(■)의 형상의 변화로 인해 치아 형태가 다양하게 변화한다.

근·원심 우각의 특징

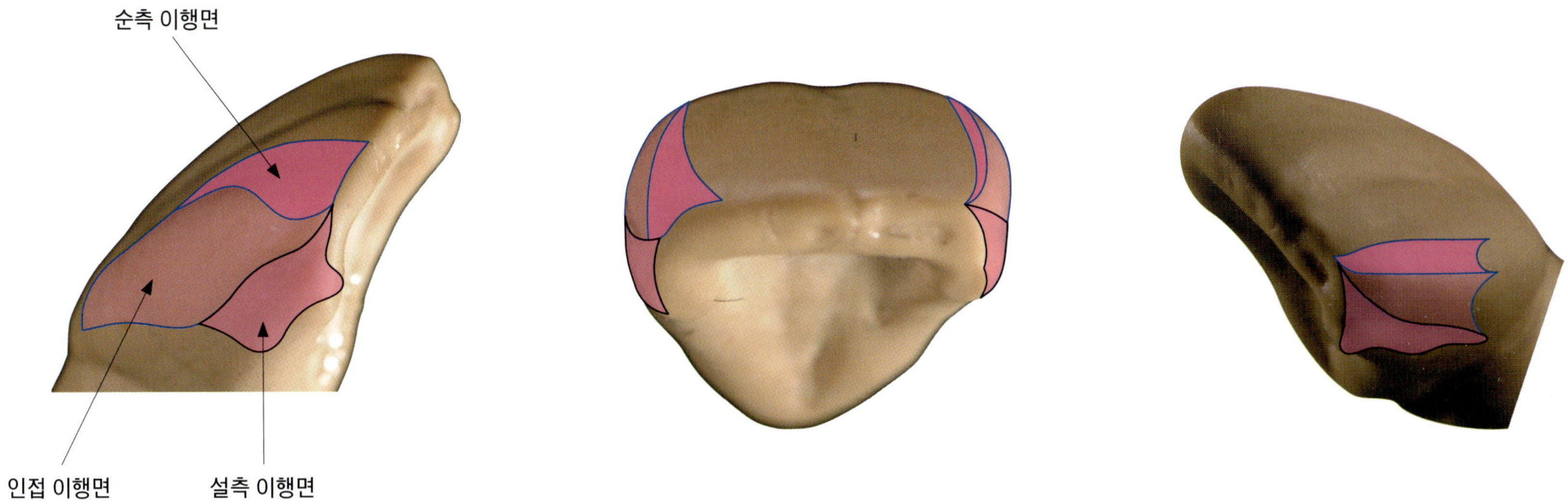

● 치아 형태에 가장 큰 변화를 초래하는 근·원심 우각의 특징은 순측 이행면, 인접 이행면, 설측 이행면의 세 면이 만나 근심 우각, 원심 우각의 형태를 형성한다.

원심 우각의 특징

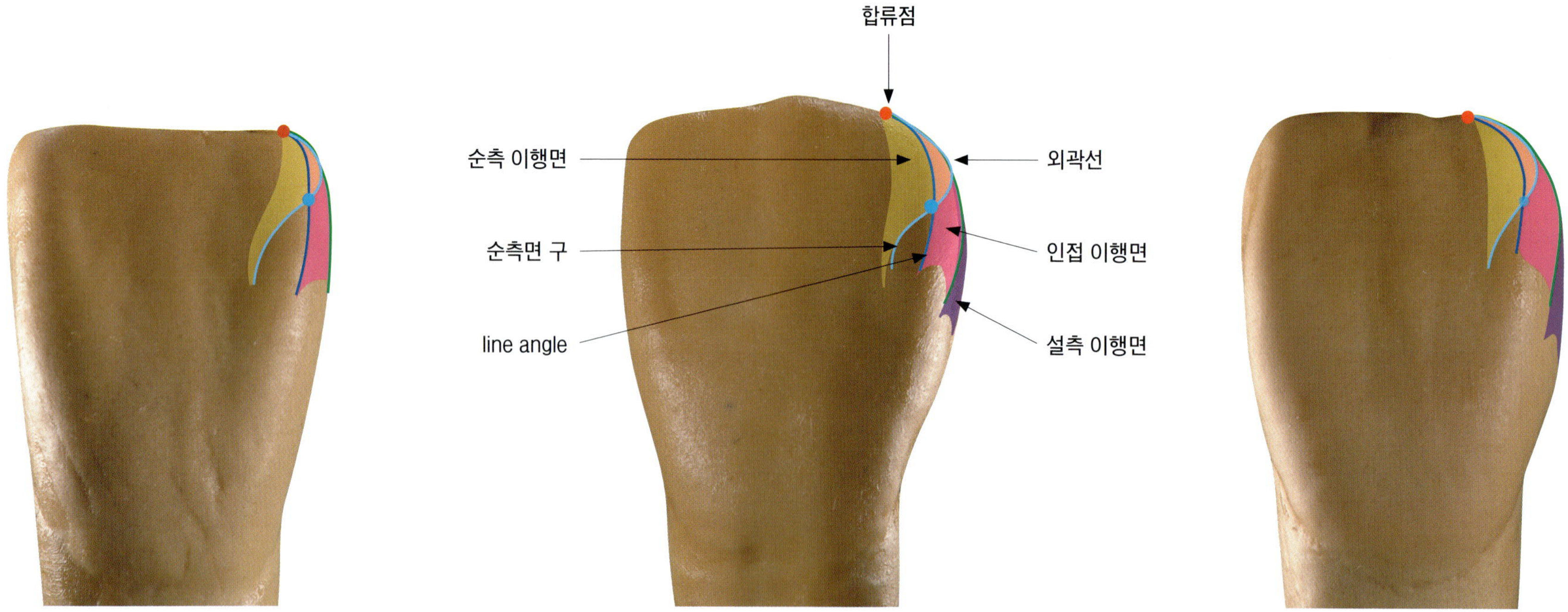

- 다양한 치아 형태에 영향을 미치는 근심, 원심 우각의 특징은 순측 이행면, 인접 이행면, 설측 이행면의 3면으로 구성된다.
- 순측 이행면(■)은 절연 방향을 향하는 순측면 구와 line angle로 둘러싸인 면으로 구성된다.
- 순측면 구(—)는 line angle이 절연을 향하는 곡선의 시작 위치(●)보다 인접 방향으로 향하고, 외곽선을 따라 절연상의 합류점으로 향한다.
- 인접 이행면(■)은 line angle과 외곽선으로 둘러싸인 면으로 이루어진다.
- 설측 이행면(■)은 외곽선과 설측 변연융선으로 둘러싸인 면으로 이루어진다.
- Line angle, 외곽선과 순측면 구의 3개 선은 절연상의 합류점(●)에서 만난다.
- 3개 선의 합류점의 차이에 따라 우각의 형태가 둔각·예각으로 변화한다.

원심 우각의 특징

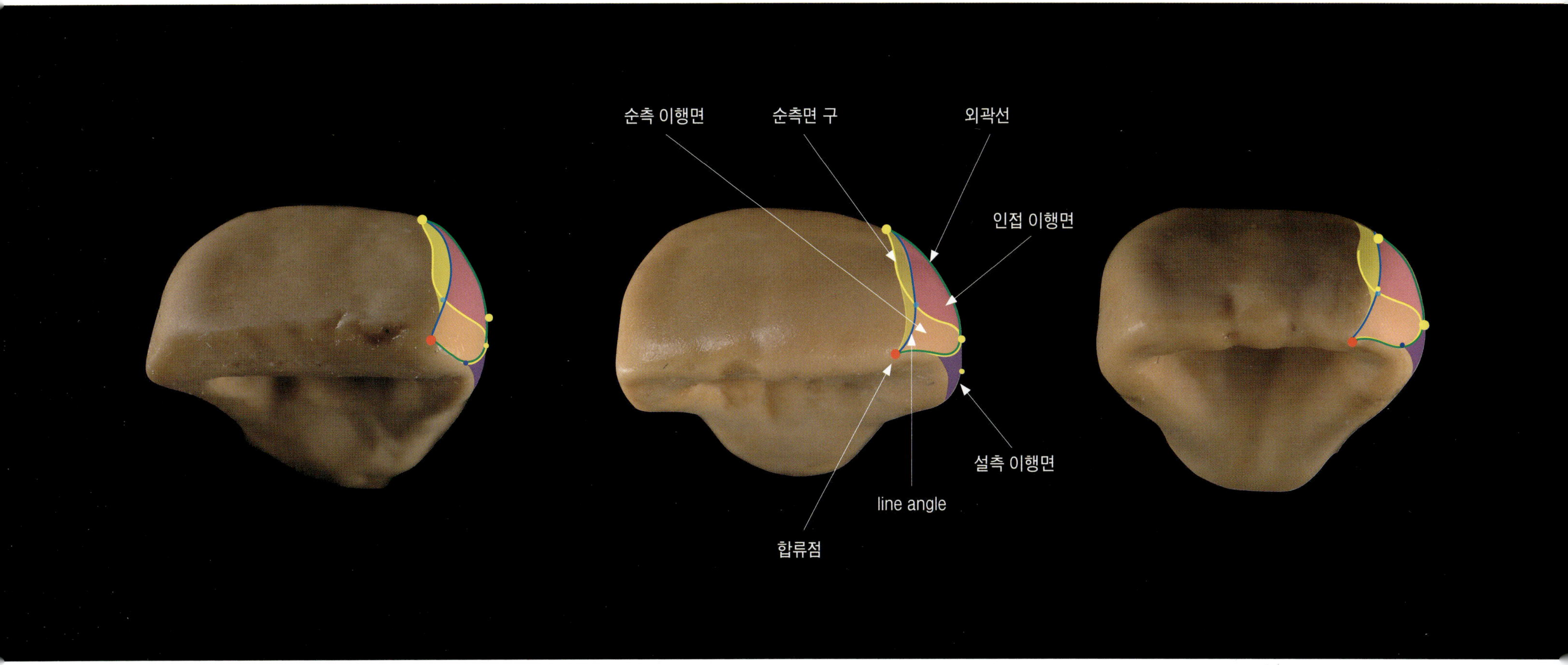

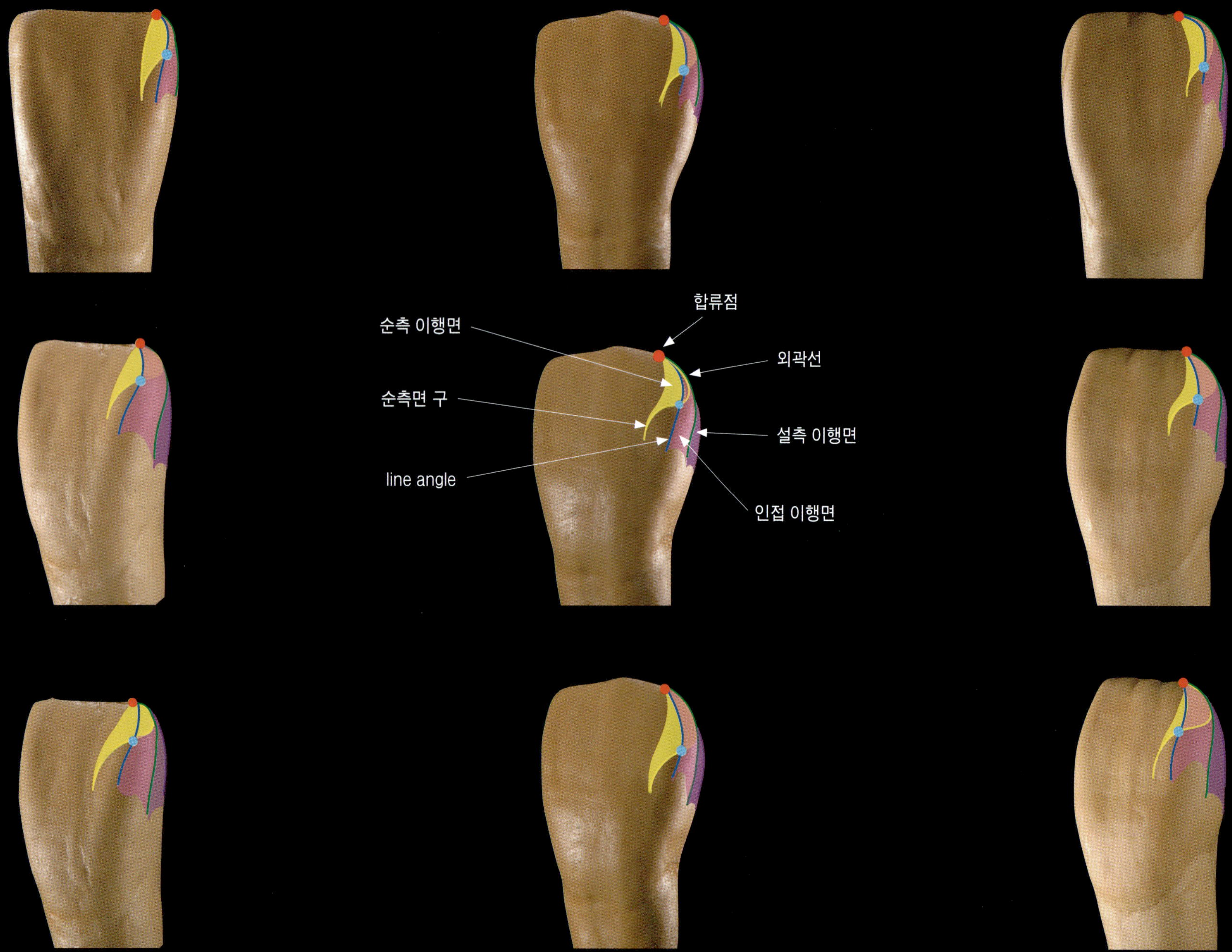
합류점
순측 이행면
외곽선
순측면 구
설측 이행면
line angle
인접 이행면

근심 우각의 특징

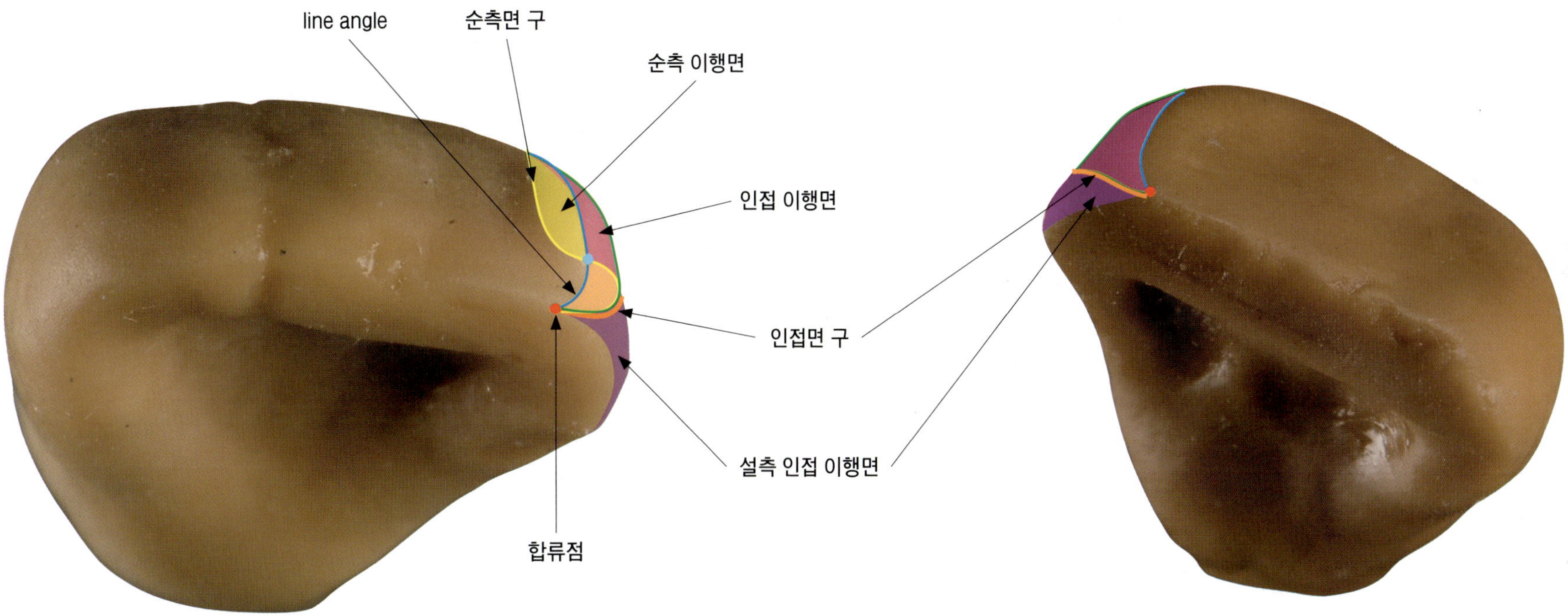

- 근심 우각의 특징은 가장 큰 외곽을 이루는 선이 설측 변연융선의 인접 이행면을 구성하는 경우가 다수 있고, 순측면이지만 근심 설측 변연융선이 가장 외곽을 이루는 형태가 된다.
- 순측 근심 변연융선이 절연상의 합류점을 향해 곡선을 이루고, 설측 변연융선이 약간 인접 방향으로 돌출됨으로써 융선의 순·설 위치 관계의 차이가 생겨, 양쪽의 인접 이행면이 만나는 위치에 인접면 구(—)가 보이는 경우가 많다.

근심 우각의 특징

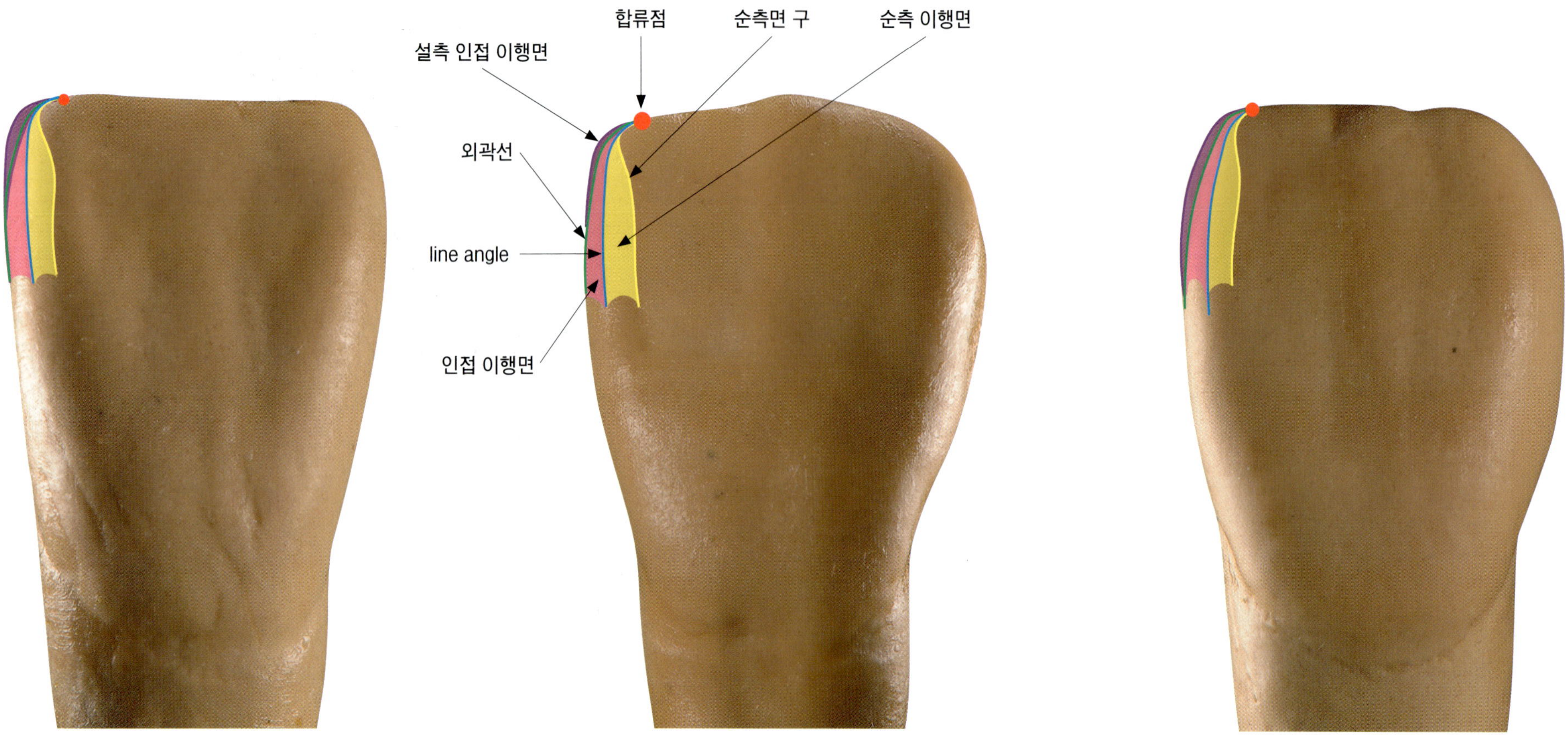

● 순측면에서 설측 변연융선(■)이 가장 예각이며 바깥쪽으로 돌출되어 있고, 근심 우각의 가장 외곽선을 형성하는 치아가 많다.

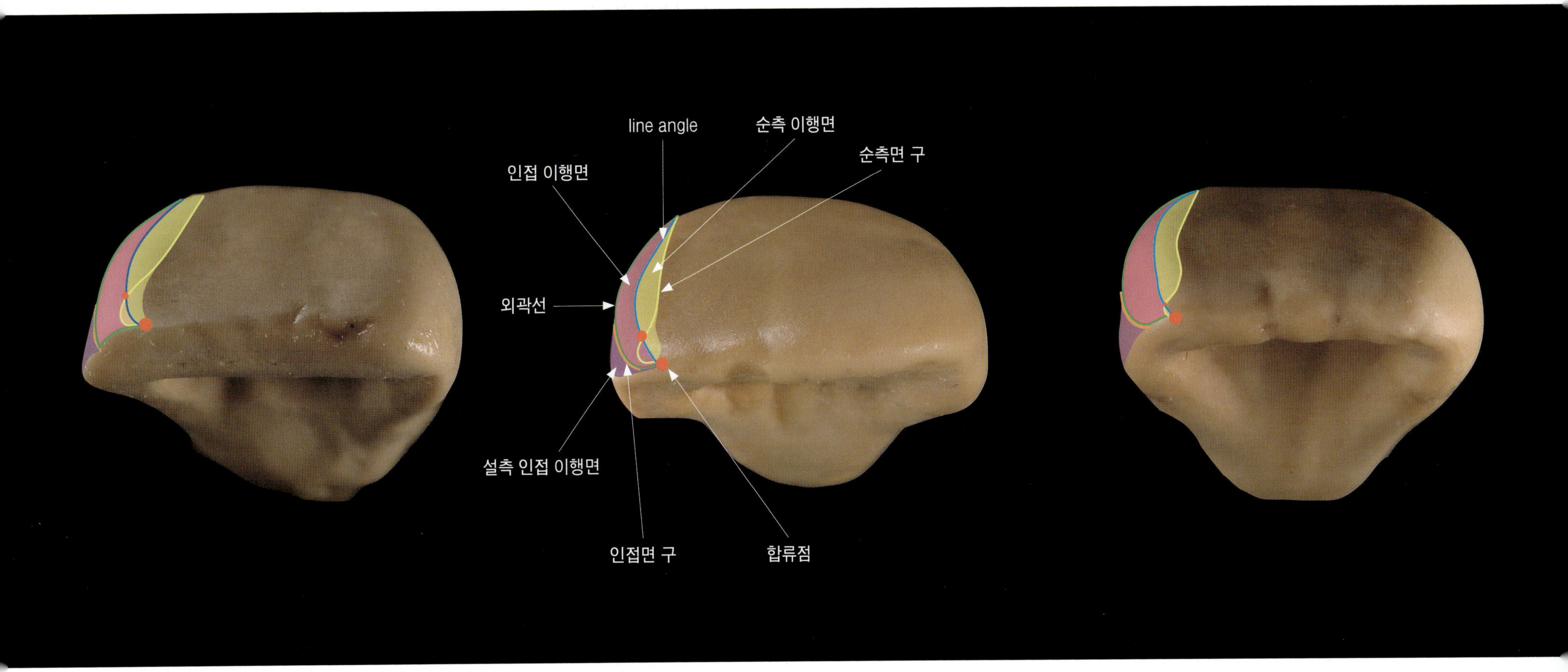
line angle
순측 이행면
순측면 구
인접 이행면
외곽선
설측 인접 이행면
인접면 구
합류점

2
기본 치아의 3 형태

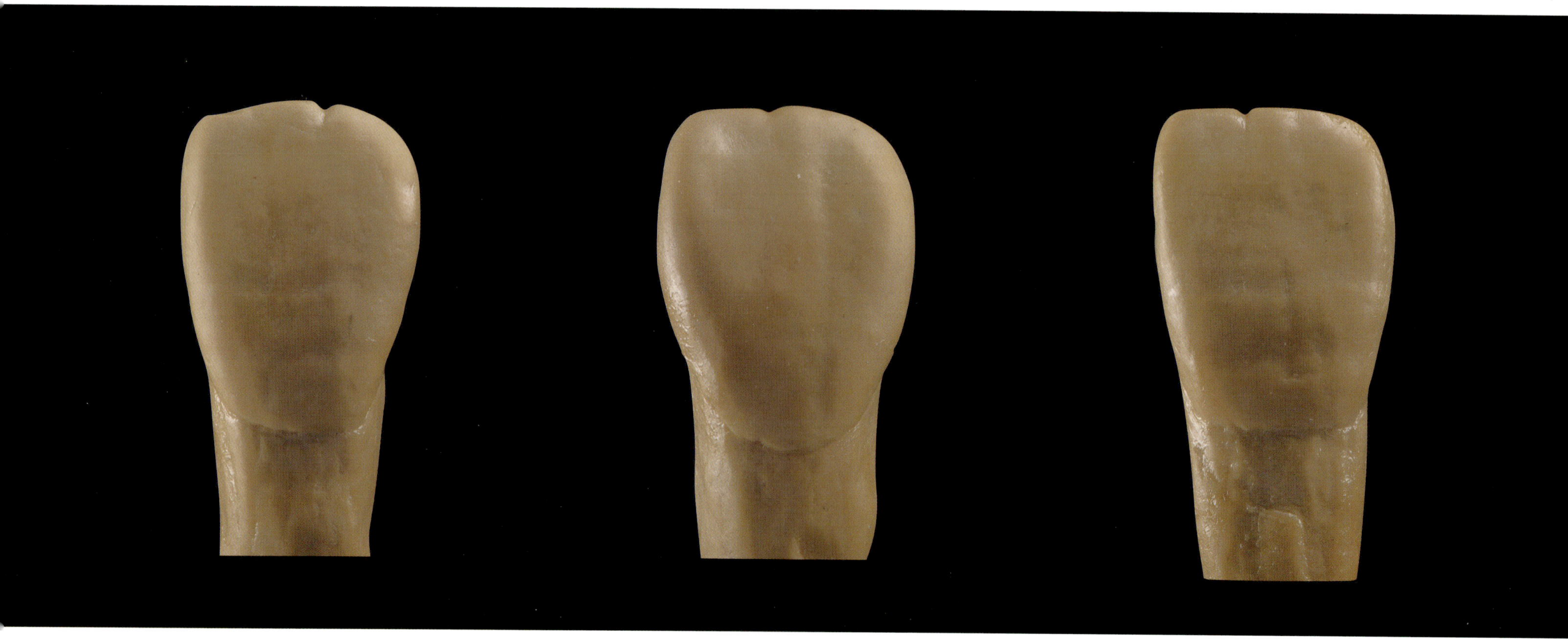

첨형　　　원형　　　방형

순측면

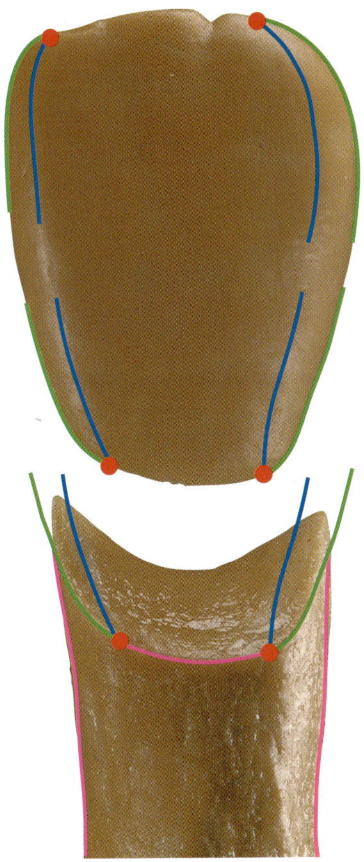

첨형

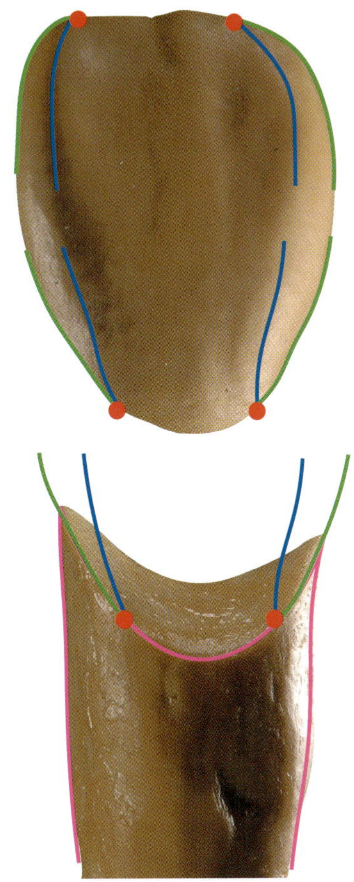

원형

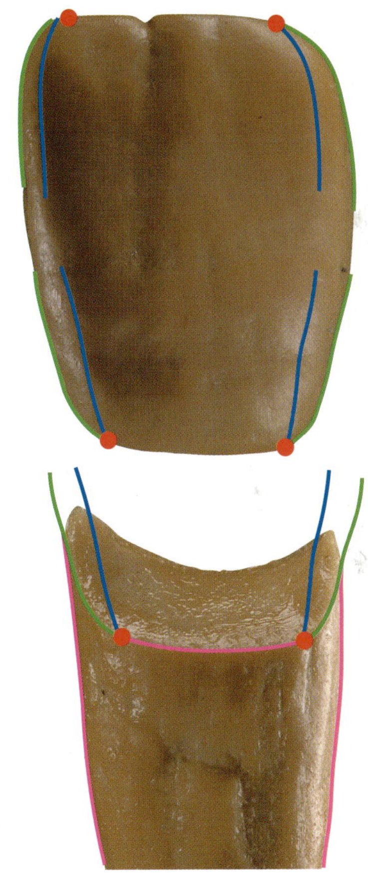

방형

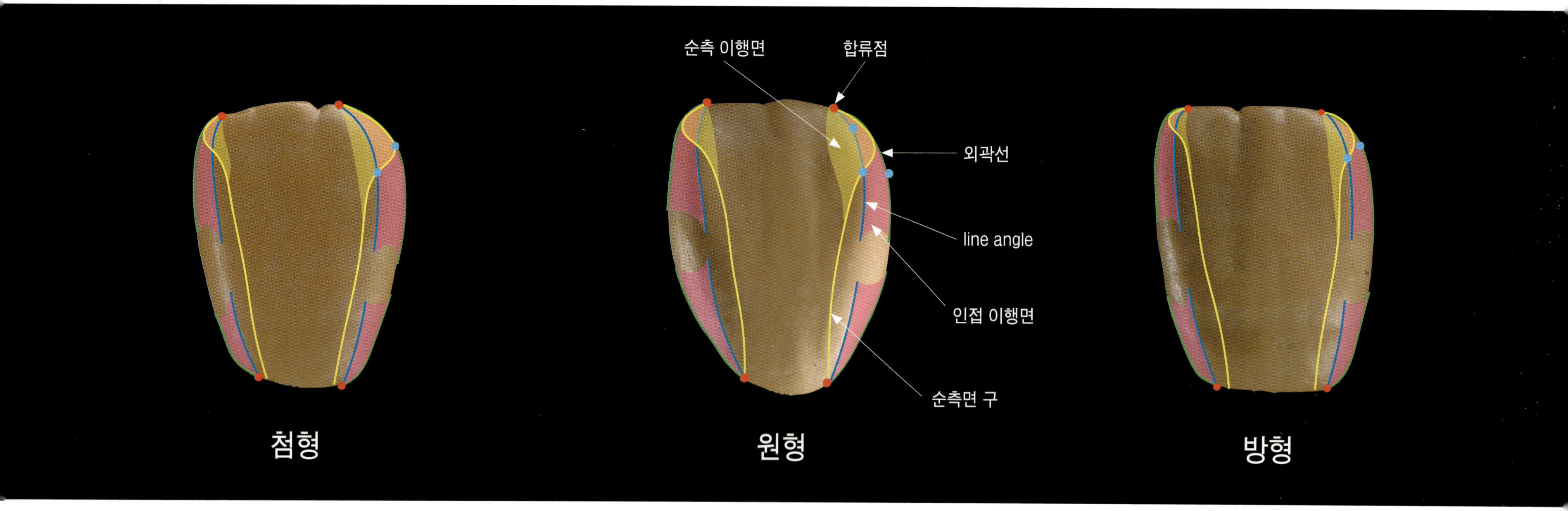

절연우각의 특징

- 절연우각의 특징은 외곽선(—), line angle(—), 순측면 구(—)로 구성된다.
- 외곽선과 line angle이 만드는 인접 이행면(■)과 line angle과 순측면 구로 이루어진 순측 이행면(■)의 2면에서 절연우각이 만들어진다.
- 기본 3 형태 중 설측 인접 이행면이 더해지는 형태가 있다.
- 외곽선과 line angle이 절연 방향으로 구부러지기 시작하는 점(●)과 절연상에서 외곽선, line angle, 순측면 구가 각각 만나는 점(●)의 위치 차이는 절연우각 특징의 차이에 크게 영향을 미치고, 둥근 우각, 네모난 우각으로 절연우각의 특징이 변화한다.

치경선 형상

- 기본 3 형태의 차이는 절연우각의 특징과 치경선의 형상과 치경선상에 있는 line angle이 시작하는 위치 관계(●)에 따라 결정한다.

첨형

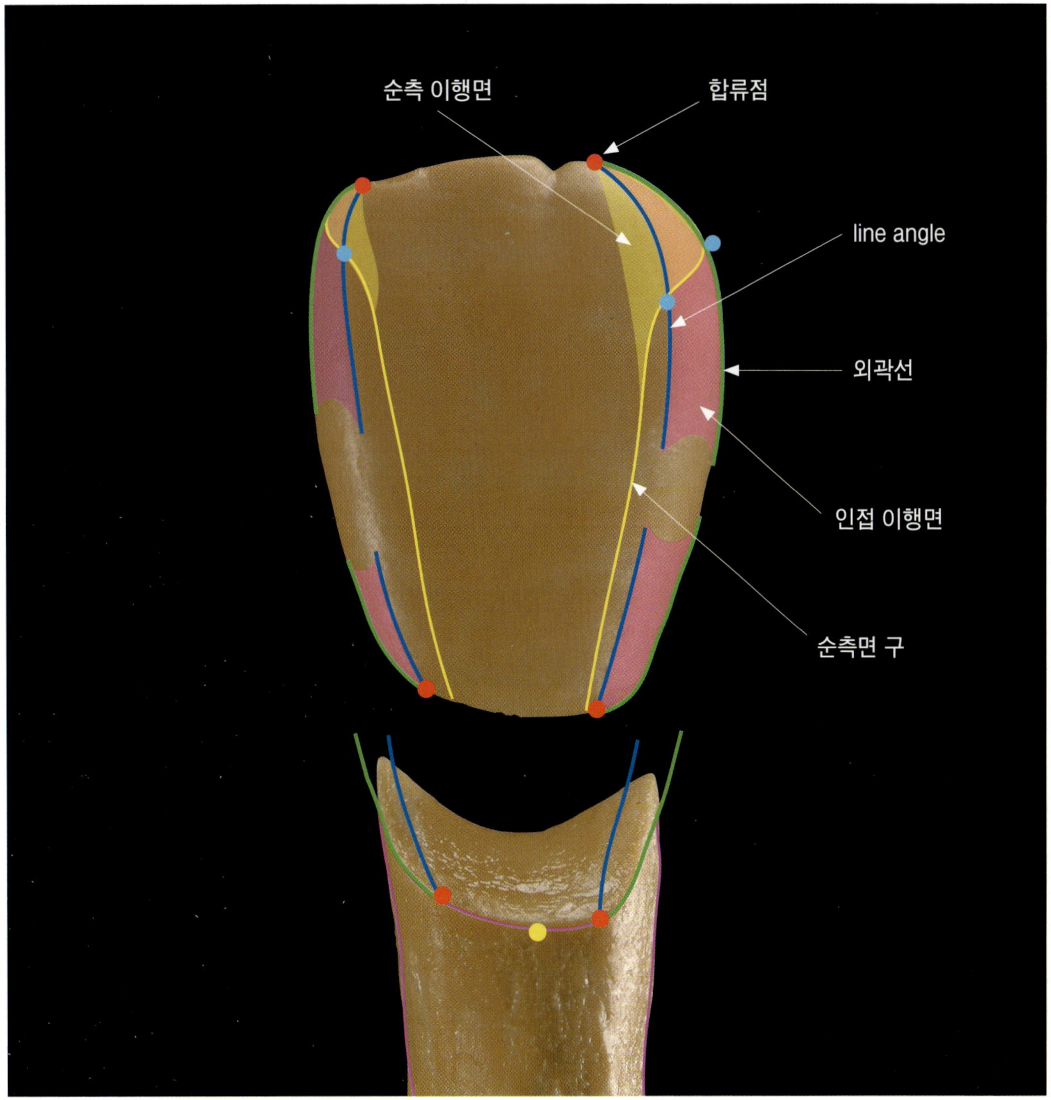

치경선 형상

- 치경선의 곡선의 정점(●)이 약간 원심측에 위치하고, 근심측에서 원심측으로 내려가는 곡선(—)을 그린다.
- 치경선상에서 line angle이 시작하는 위치(●)는 근심측에서는 높은 위치에서 시작하고, 원심측에서는 낮은 위치에서 시작한다.

원심 절연우각의 특징

- Line angle과 외곽선의 절연상에서의 만나는 위치(●)는 원심측에서는 치관 중앙에 가깝고, 완만한 곡선을 그리며, 우각이 둔각을 이룬다.
- 순측 이행면(■)을 따라 원심 인접 이행면 폭(■)은 넓어진다.

근심 절연우각의 특징

- Line angle과 외곽선의 절연상에서 만나는 위치는 근심측에서는 인접해 있고, 우각이 예각이며, 인접 이행면 폭도 좁아진다.
- 설측 변연융선이 외곽선에서 가장 외부에 있는 예각부를 형성하는 형태를 보인다.
- 기본 3 형태 중 첨형이 근·원심 인접 이행면 폭의 크기 차이가 가장 크다.

치경측 인접 이행면

- 치경측 원심 인접 이행면에서 치관 중앙 방향으로 넓어져서 근심 이행면은 좁고 원심 이행면이 넓다.
- 또한 치경측 원심 외곽선은 직선적이지 않고 치은 형상에 따라 치관측 방향으로 약간의 함몰된 형태를 보이는 경우가 많다.

원형

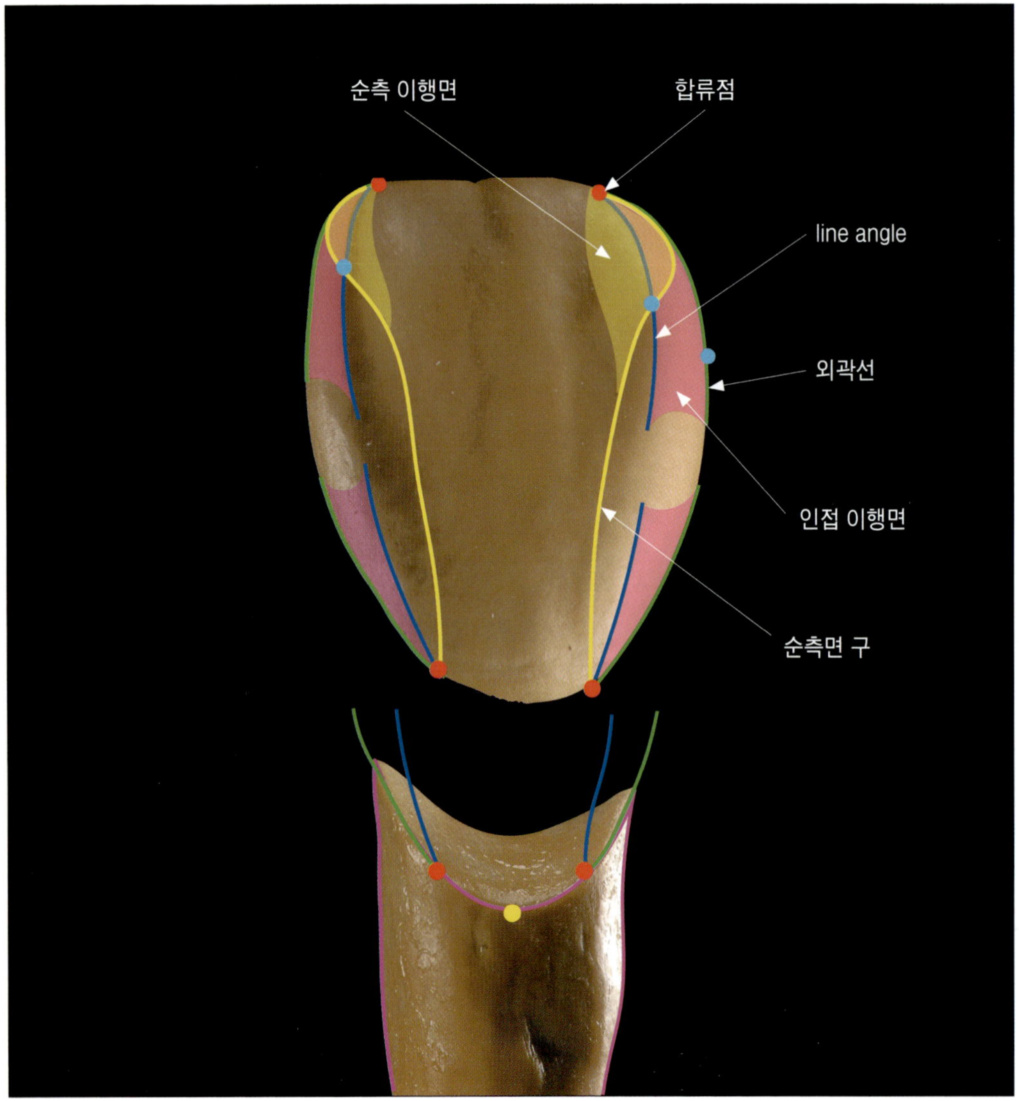

치경선 형상

- 치경선의 곡선의 정점(●)은 거의 치관의 중앙에 있다.
- Line angle이 시작하는 위치(●)는 근·원심 모두 거의 좌우가 동일한 위치에 있고, 인접 이행면의 형태(■)는 근·원심 모두 치관 중앙을 향해 넓어지고, 그 넓이도 근·원심이 거의 같다.

원심 절연우각의 특징

- 외곽선이 절연 방향으로 구부러지기 시작하는 위치(●)는 비교적 치관 중앙측에서 시작하고, 절연상에서 외곽선과 line angle이 만나는 위치(●)는 치관 중앙측에 있다.
- Line angle(—)도 외곽선만큼은 아니지만 비교적 치관 중앙에서 곡선(—)이 시작된다.
- 인접 이행면 형태(■)는 치관 중앙이 가장 넓고, 근·원심이 거의 같은 넓이가 되지만 약간 근심면이 좁아지는 경향이 있다.

근심 절연우각의 특징

- 외곽선과 line angle이 절연에서 만나는 위치는 원심만큼은 아니지만 약간 치관 중앙에 가깝고, 인접 이행면(■)도 원심만큼 넓지는 않지만 마찬가지로 치관 중앙을 향해 넓어진다.

치경측 인접 이행면

- 절연측과 마찬가지로 치관 중앙을 향해 넓어지고, 인접 이행면 폭은 약간 좁아진다.

방형

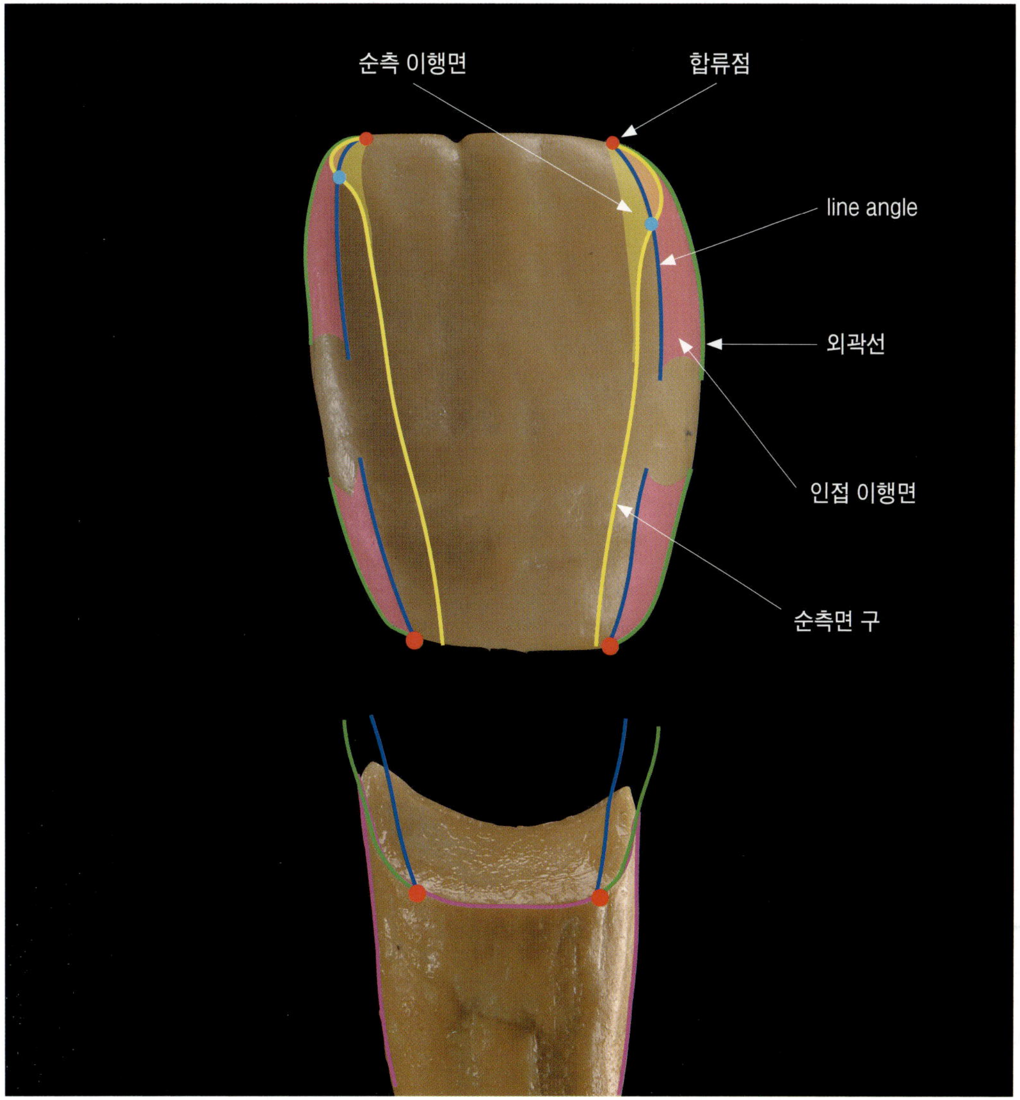

치경선 형상

- 치경선은 거의 직선(—)이다.
- 근·원심 line angle의 시작 위치는 거의 직선상에 있고, 인접 방향의 치경선은 코너로 구부러져 있다.

원심 절연우각의 특징

- 절연상에서의 외곽선과 line angle이 만나는 위치(●)는 근·원심측의 차이가 작지만, 원심측이 약간 중앙측에 위치한다.
- 인접 이행면 폭(■)은 3 형태 중에 가장 좁고 근·원심의 차이는 작고, 원심면이 약간 넓다.

근심 절연우각의 특징

- 외곽선과 line angle의 절연상에서 만나는 위치(●)는 인접해 있고, 우각은 예각이다.
- 인접 이행면 폭(■)은 좁고 치경측 방향으로 직선이다.
- 설측 변연융선이 가장 외곽선의 예각부를 형성할 수 있다.

치경측 인접 이행면

- 근·원심측에서는 직선이고, 인접 이행면의 폭은 좁으며, 원심측이 약간 넓어진다.

인접면

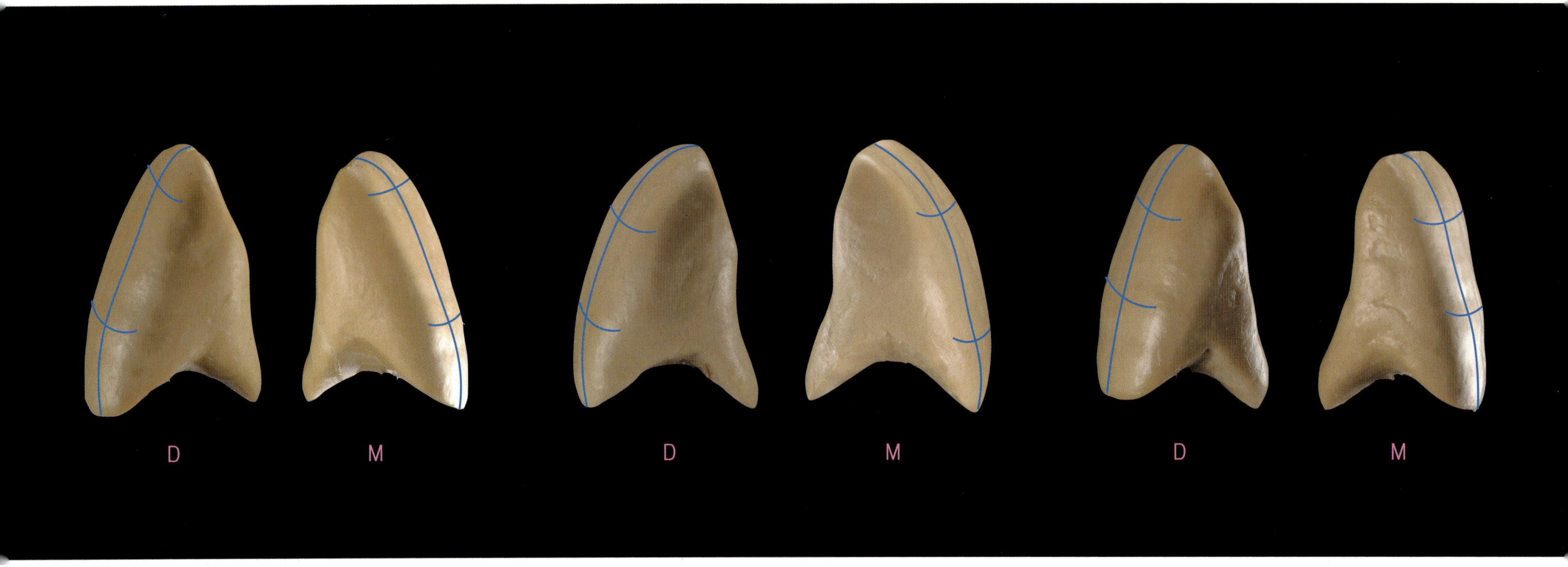

첨형 원형 방형

- 인접면에서 치관 형태는 절연측, 중앙, 치경측으로 3면이 형성된다(4면이 되는 치아도 있음).
- 자연치는 치관부에 뒤틀림 형태가 수반되기 때문에 인접면과 근·원심의 형태에 차이가 보인다.
- 뒤틀림 형태는 근·원심 변연융선의 두께 차이에 따라 나타나며, 절연측 근심은 낮게(얇게), 원심은 높게(두껍게), 반대로 치경측 근심은 높게(두껍게), 원심은 낮게(얇게) 각각의 형태로 이루어진다.
- 측방면에서의 면 형성은 정면에서 치관의 풍융부(볼록함)나 함몰부에 큰 영향을 미친다.

첨형 인접면

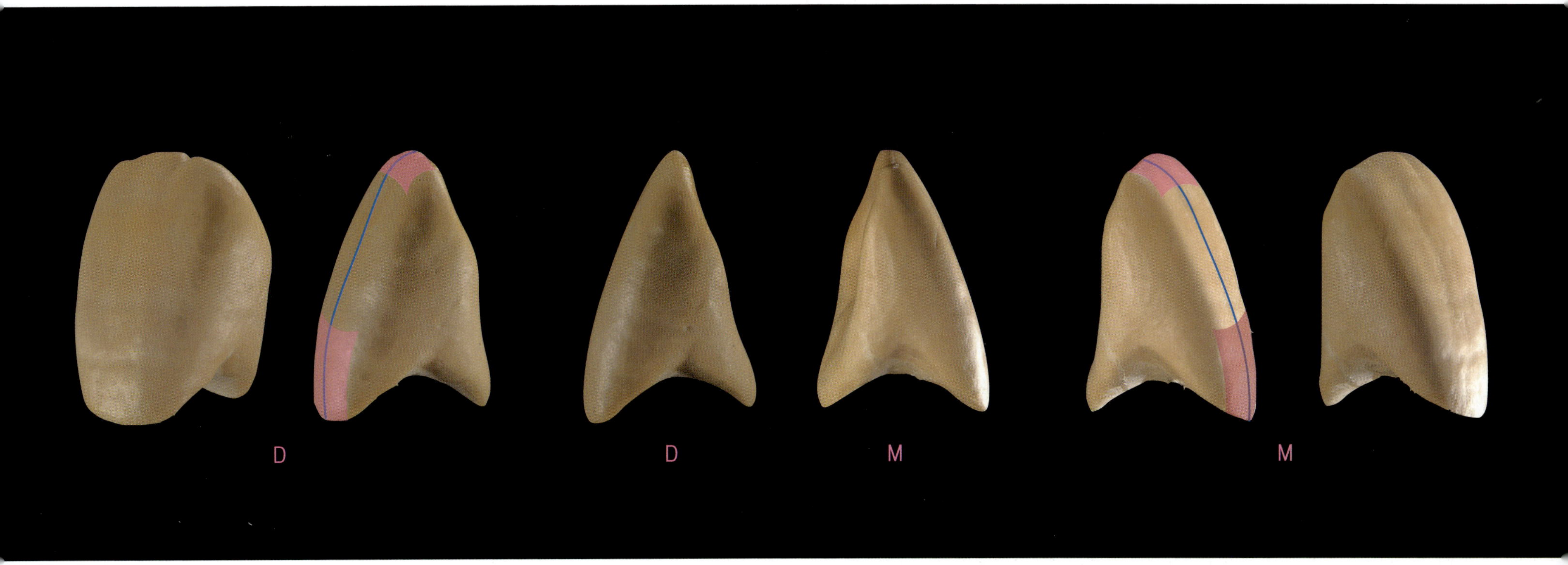

- 절연측의 폭은 비교적 좁으나 설측 방향으로 심한 경사가 있는 절연측의 한쪽 면이 있다.
- 치관의 뒤틀림이 수반되므로 절연측 한쪽 면은 치관 중앙으로부터 근심 기울기가 편평해지고 얇아진다. 원심측은 두껍고 풍융한 면이 된다(절연에서 보면 보다 알기 쉬움).
- 치관 중앙부에는 풍융부가 없고 평면 혹은 함몰되게 형성된다.
- 치경측에 치관의 최대 풍융부를 형성하지만, 그 풍융부는 그다지 크지 않다.

원형 인접면

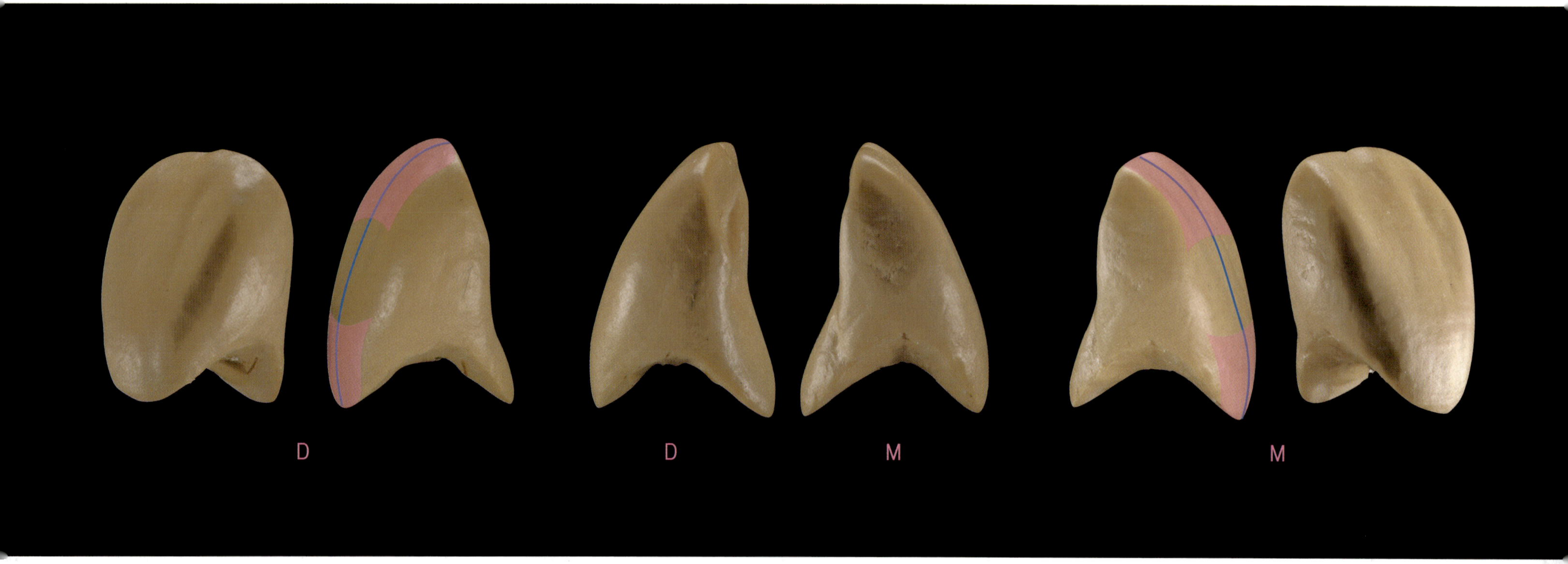

- 절연측 한쪽 면의 시작은 치관의 약간 중앙측에서 시작하여 설측으로 경사가 심하고 볼록한 넓은 면을 형성한다.
- 중앙부는 좁고 평면 또는 함몰되게 형성한다.
- 치경측은 완만한 풍융부를 형성한다.
- 중앙부가 약한 함몰된 형태이면서도 정면에서 둥글게 느끼는 큰 요인은 절연측 한쪽 면이 넓고 풍융하기 때문이다.

방형 인접면

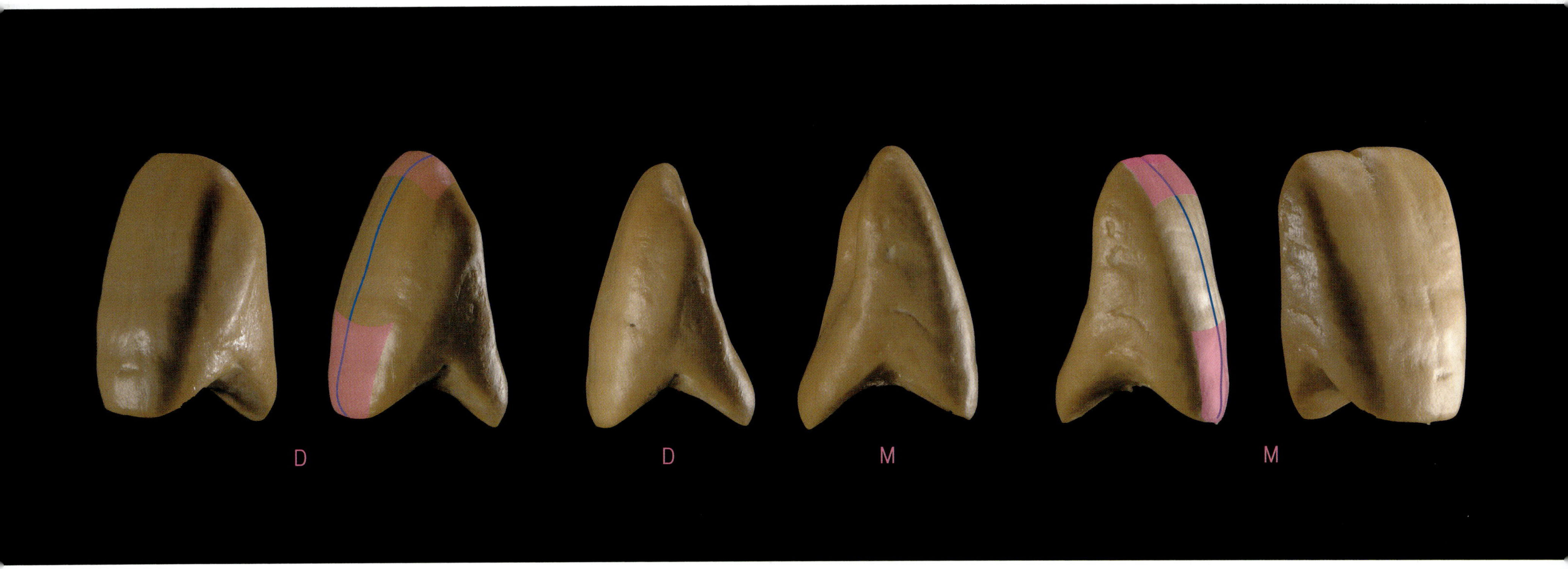

- 3 형태 중에 설측으로 가장 작게 경사진 절연측의 한쪽 면을 형성한다.
- 중앙부는 약간 함몰되거나 평면인 형태로 넓은 한쪽 면을 형성한다.
- 치경측의 최대 풍융부도 풍융도가 그다지 크지 않다.

절연

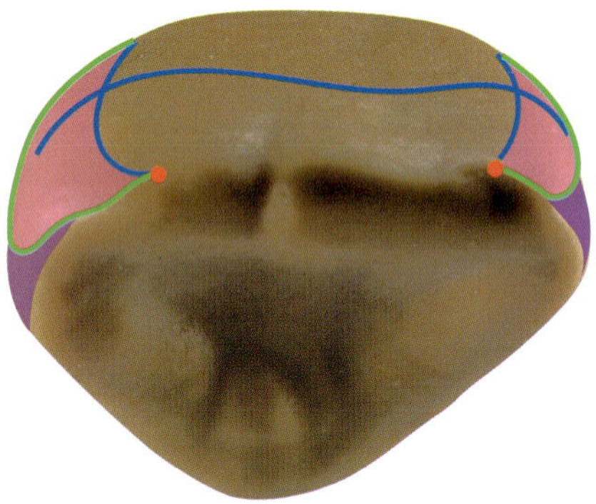

첨형

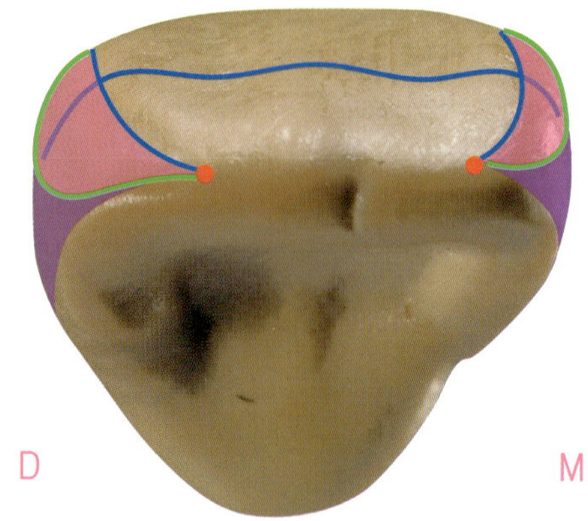

원형

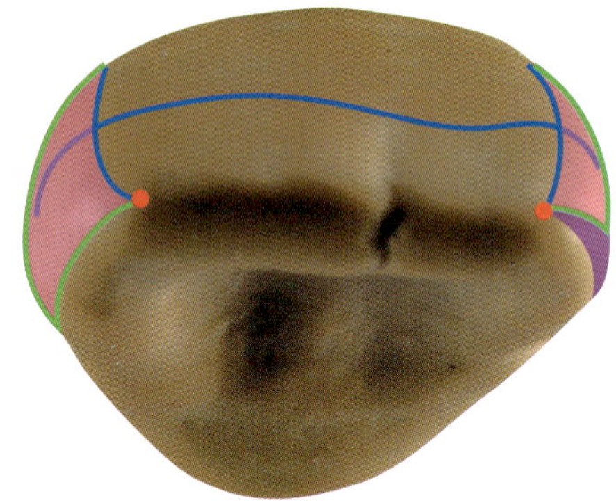

방형

- 절연에서는 순측면 구, line angle, 외곽선, 설측 융선, 인접 이행면, 순측 이행면의 모두를 관찰할 수 있고, 그 모든 것이 절연융선상에 모이는 것도 관찰할 수 있다.
- 치아 형태는 다양한 면의 형성이며 뒤틀림 형태를 수반하므로 절연측에서 각도를 바꾸어 관찰함으로써 순측면의 절연측, 치관 중앙, 치경측 형상의 차이도 관찰할 수 있다.

첨형 절연

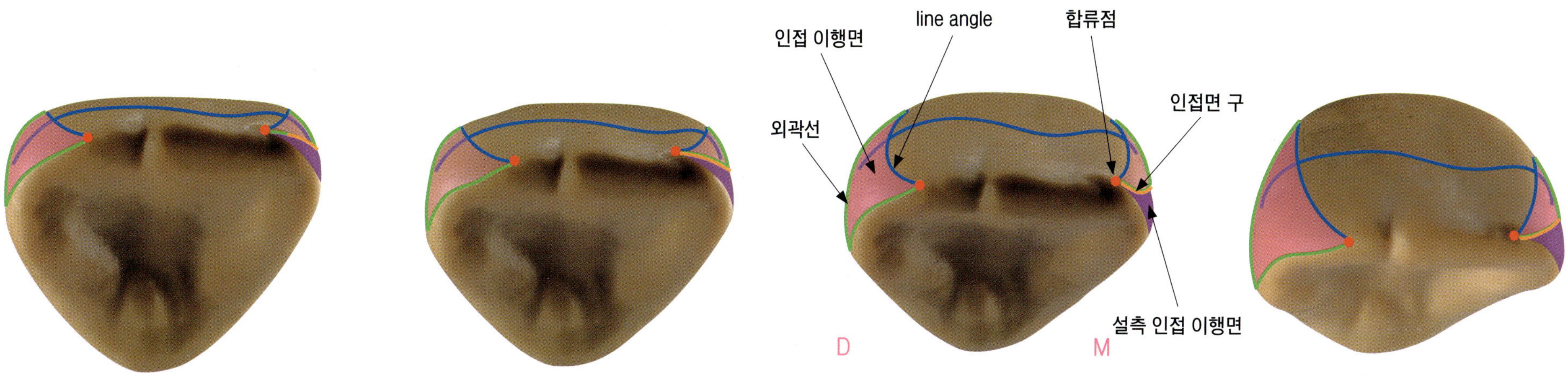

- 원심 인접 이행면(■)은 넓고 근심 인접 이행면은 좁아서 3 형태 중에 그 차이가 가장 크다.
- 외곽선과 line angle이 절연에서 만나는 위치는 원심이 치관 중앙측에, 근심은 인접측에 있어 그 차이가 기본 3 형태 중에 가장 크다.
- 순측 세 면의 형성 중에 절연측 한쪽 면의 원심 절연우각이 완만한 볼록함을 형성하고, 근심측을 향해 완만하고 약하게 함몰부를 형성한다.
- 치관 절연측의 원심면은 높고, 근심을 향해 완만하고 낮은 절연측의 뒤틀림 형태를 이루고 있다. 치경측에서는 그 반대가 된다.
- 더욱이 근심 우각의 특징에서 설측 인접 이행면이 가장 외곽선이고 예각이며 인접면 구를 형성한다.

원형 절연

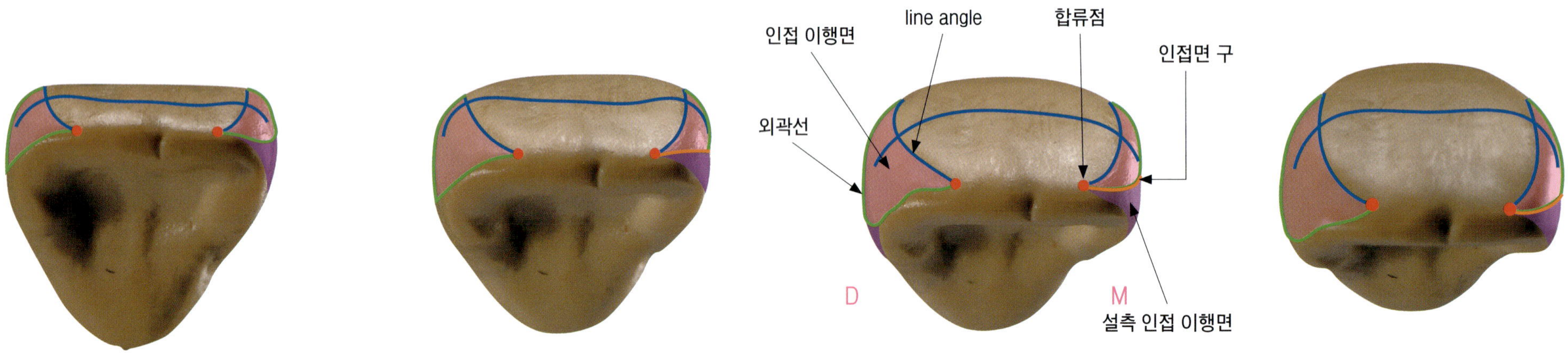

- Line angle과 외곽선이 절연상에서 만나는 위치는 근·원심 모두 치관 중앙측에 있다.
- 근·원심 인접 이행면 폭은 원심측이 넓고 근심측은 좁지만, 그 차이는 작다.
- 치관 중앙측에서 절연측 한쪽 면이 시작되어 3 형태 중에 가장 넓은 한쪽 면을 형성하는 경향이 있다.
- 치관 중앙 부근에서 절연측 방향으로 풍융부는 중앙으로 올라와 있고, 그 양 사이드 모두 얇고 완만하여 함몰되게 보이는 경향이 있지만, 다르게 형성이 되는 경우도 있어 원형에 관해서는 절연에서 보이는 형태를 정의할 수 없다.

방형 절연

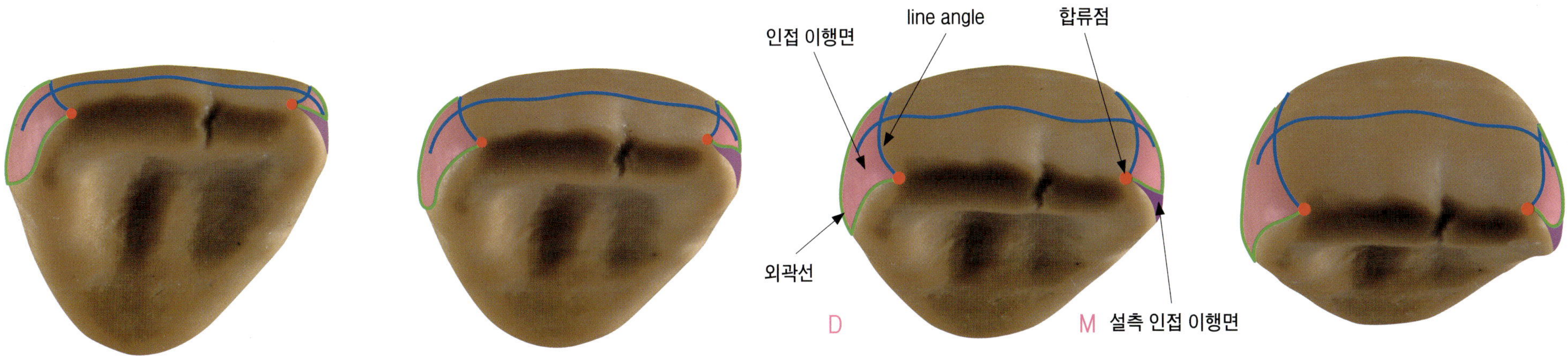

- 인접 이행면의 폭은 원심 인접 이행면의 폭이 약간 넓지만, 근·원심 인접 이행면의 폭이 모두 약간 좁다.
- 외곽선과 line angle이 절연융선상에서 만나는 위치는 원심이 다소 치관 중앙에 가깝지만, 근·원심의 차이는 3 형태 중에 가장 작고 둘 다 비교적 인접면에 있다.
- 순측면은 중앙에 완만한 융기가 있고(중앙 융선), 그 옆에 얕고 넓은 함몰부를 형성한다.

첨형

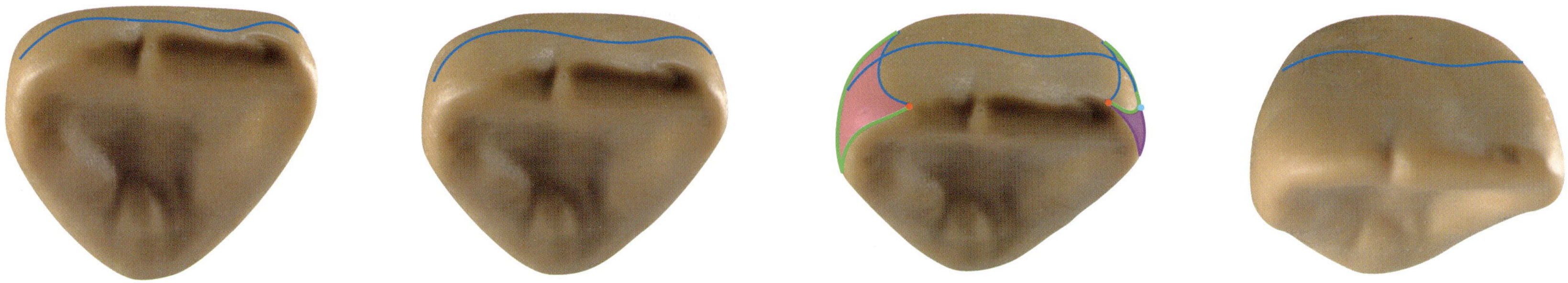

원형

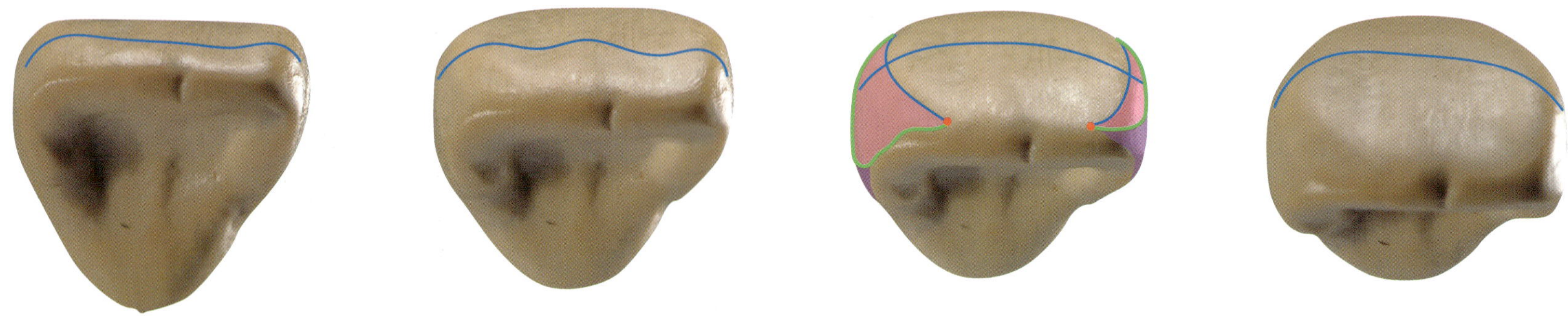

방형

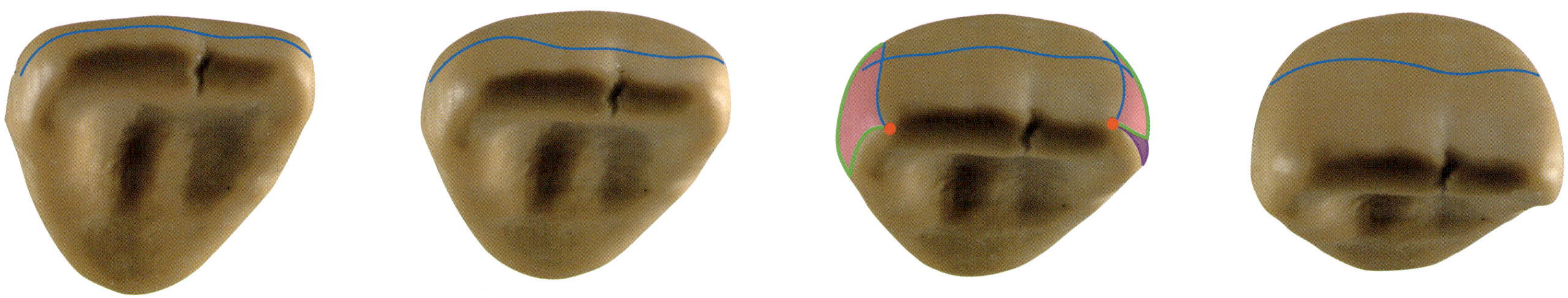

- 기본 3 형태의 차이는 치경선의 형상(—)과 외곽선과 line angle(—)로 이루어진 인접 이행면(■)과 더욱이 line angle과 순측면 구(—)로 이루어진 양쪽 순측 이행면의 형상과 원심 우각 특징의 차이로 이루어진다.
- 그 차이는 순측면, 인접면, 절연의 관찰로 정의된다.

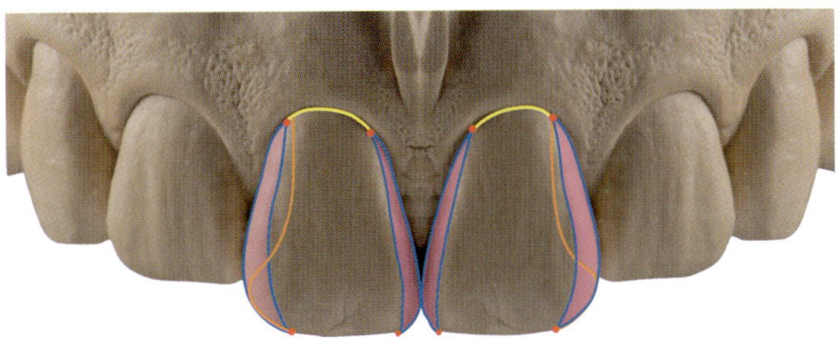

첨형

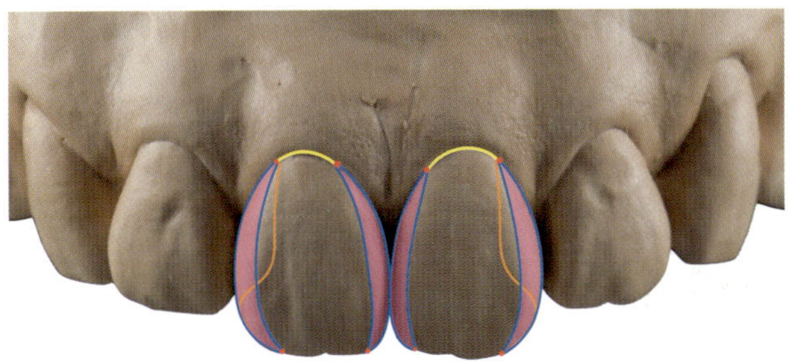

원형

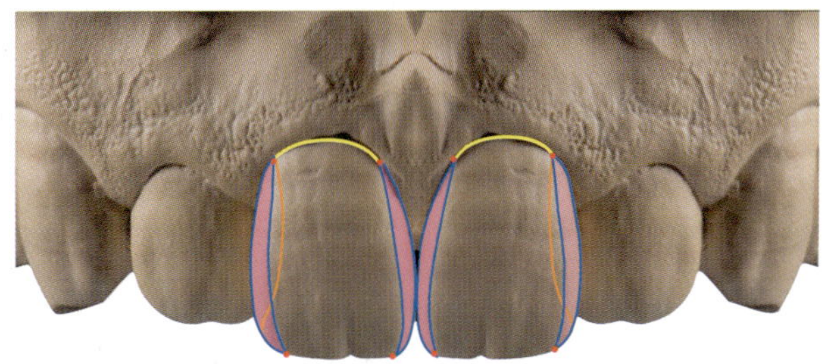

방형

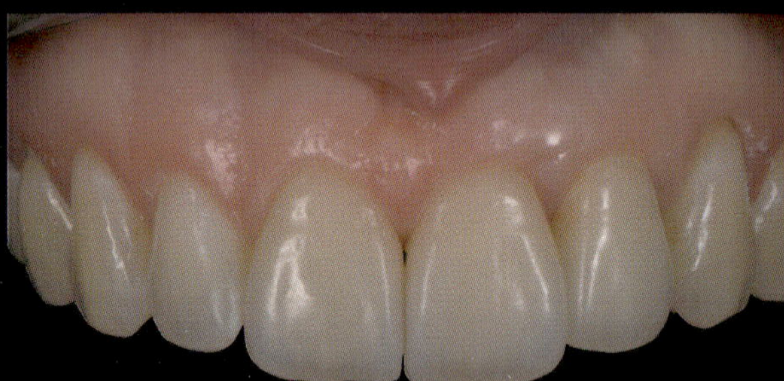

첨형

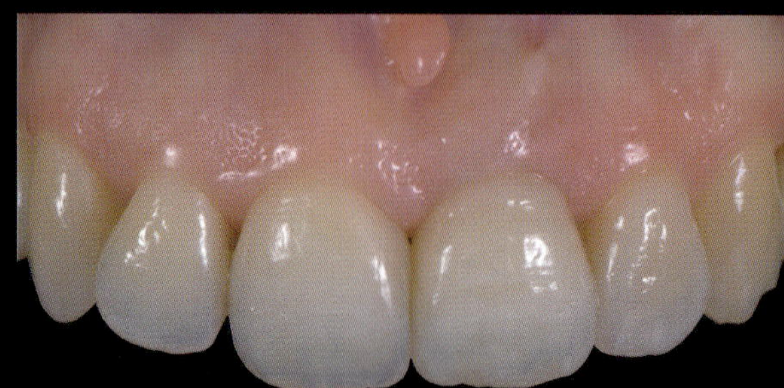

원형

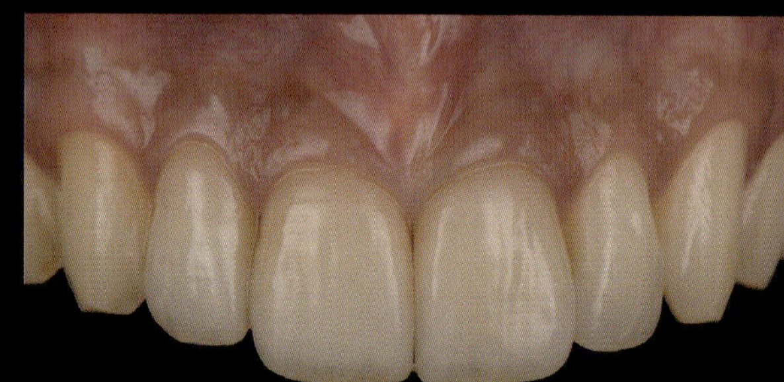

방형

제 2 장
전치부 기본 3 형태의 유사성

전치부 기본 3 형태의 유사성

- 상악 중절치의 치아 형태는 대체로 원형, 첨형, 방형의 기본 3 형태로 분류할 수 있다.
- 분류되는 기본 3 형태는 각각 보는 방향에 따라 모양은 다르지만, 각각 형태를 구성하는 요소는 유사성이 있다.
- 다섯 가지의 치아 형태를 통해 각각의 형태를 구성하는 순측면(치경선 형상, 근·원심 우각의 특징), 인접면(순측 3면 형성), 절연(모든 면이 관찰됨)에서 기본 3 형태의 유사성을 설명하고자 한다.

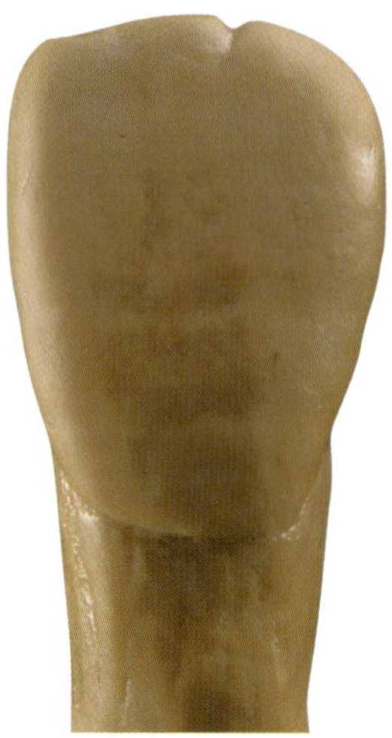

첨형

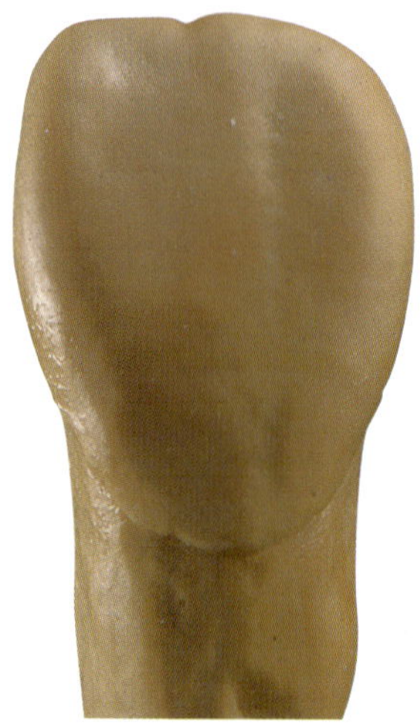

원형

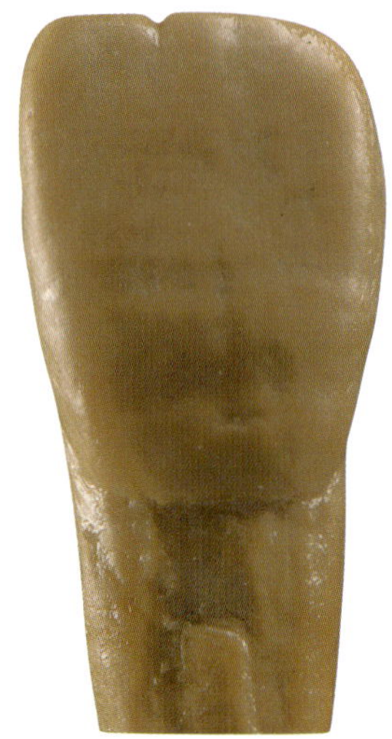

방형

1 첨형

첨형 순측면

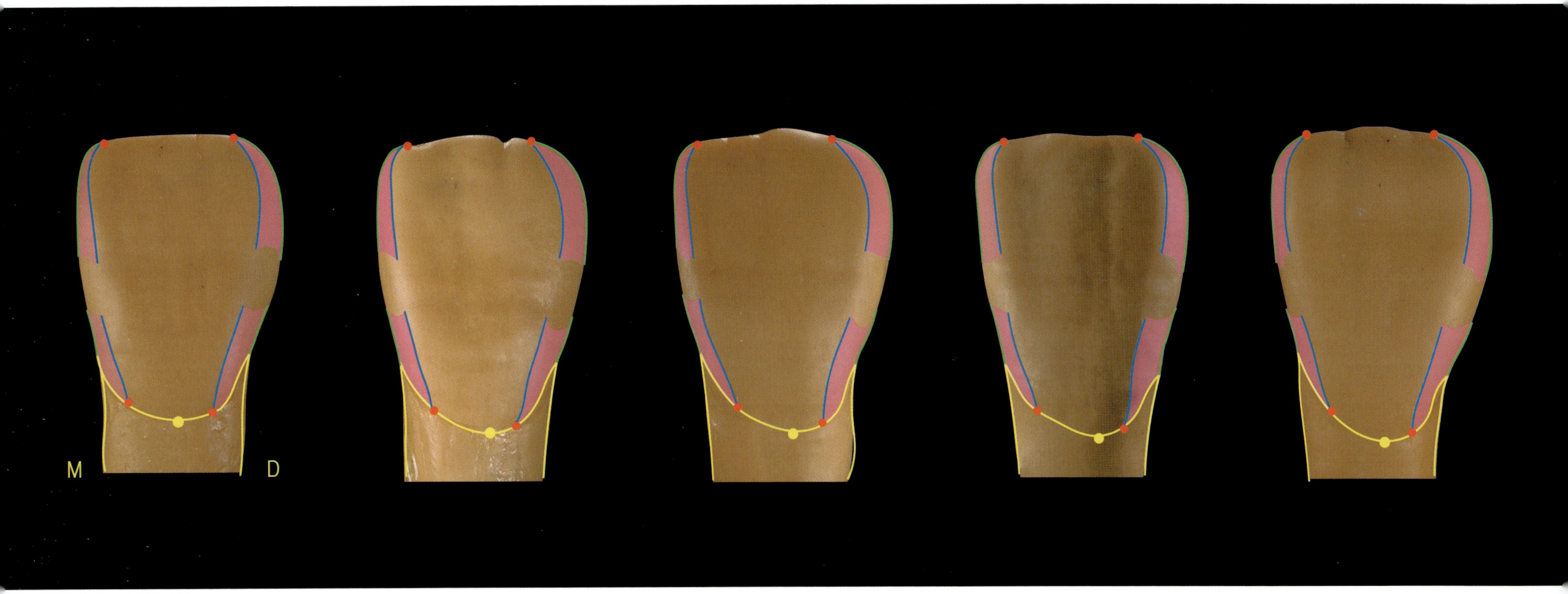

- 치경선의 정점(●)은 다소 원심에 위치하고, 치경선상에서 line angle이 시작되는 위치(●)는 근심이 높고 원심은 낮은 위치에 있다.
- 절연상에서 외곽선(—)과 line angle(—)이 만나는 합류점(●)은 근심은 거의 인접측에 가깝고 원심은 치관 중앙측에 위치하여, 그 위치의 차이가 크다.
- 인접 이행면(■)은 절연측·치경측 모두 근심이 좁고 원심은 넓다. 원심 우각이 되는 면이 가장 넓은 인접 이행면 형태를 형성한다.

첨형 근·원심 인접면

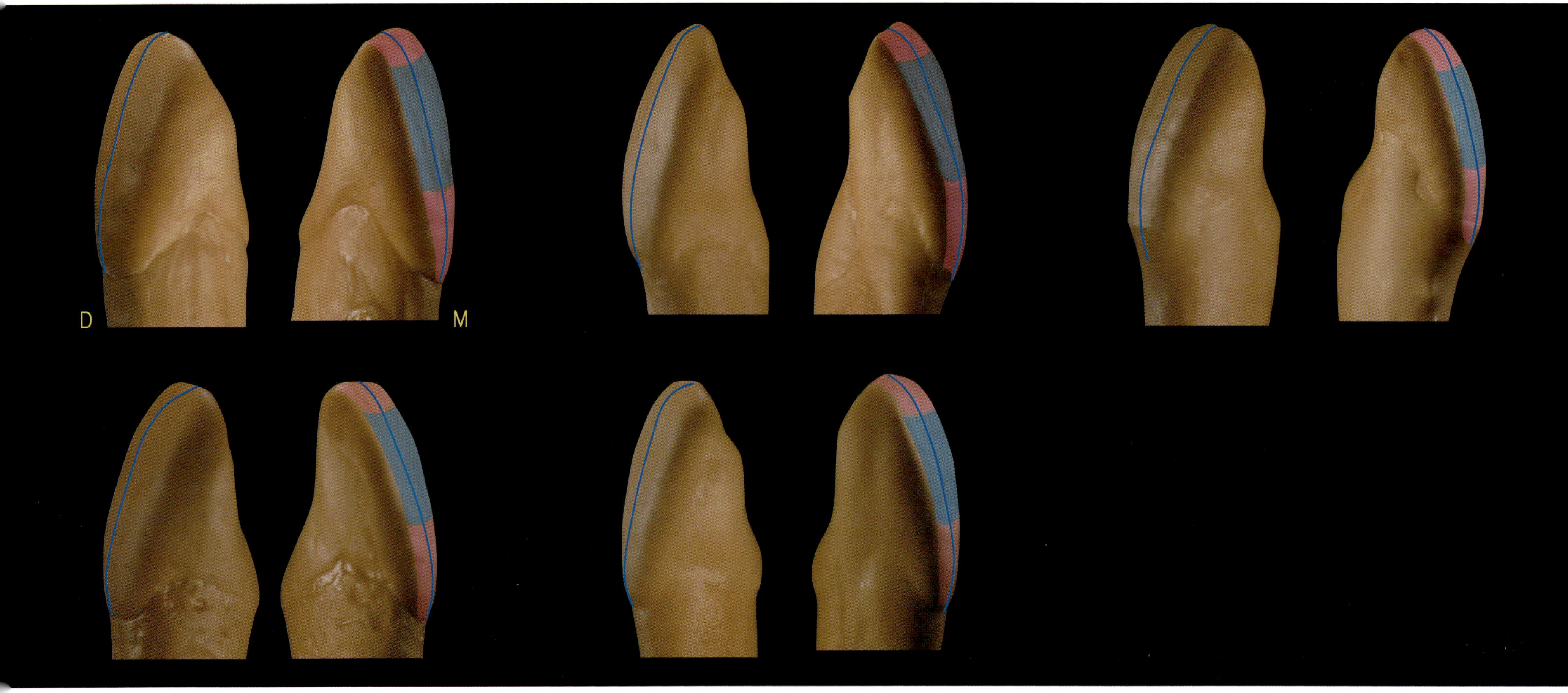

- 절연측에 좁은 범위에서 설측으로 약간 심하게 경사지는 한쪽 면(■)을 형성한다.
- 치관 중앙부는 넓은 범위에서 약간 함몰된 부분(■)을 형성한다.
- 치경측에 풍융도가 작은 최대 풍융부(■)를 형성한다.

첨형 절연

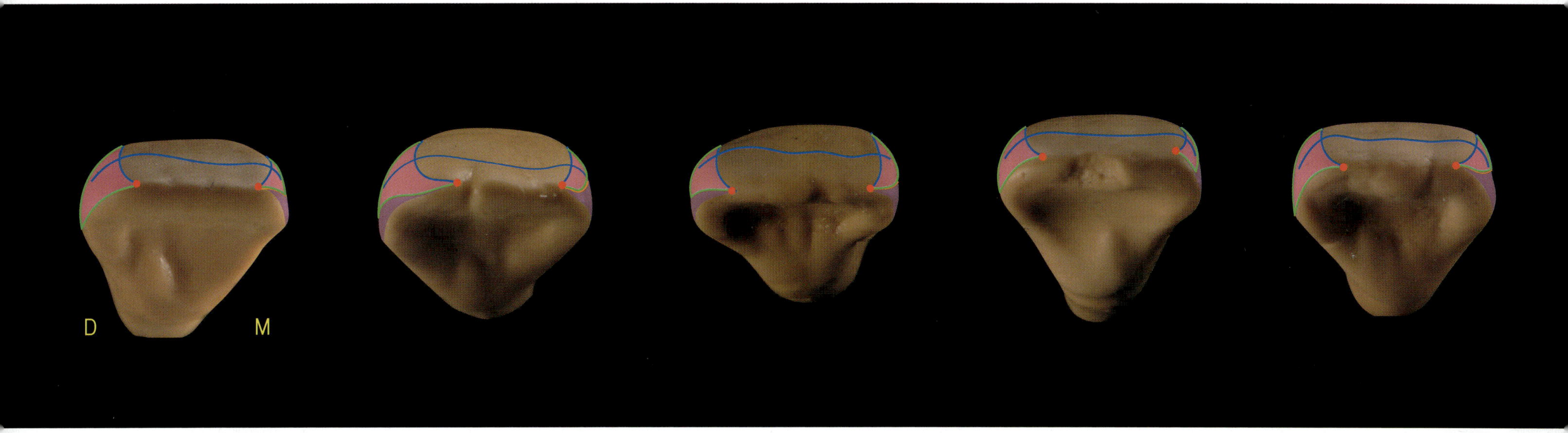

- 절연상에서 line angle과 외곽선이 만나는 위치(●)는 원심이 중앙에 가깝고, 근심은 인접측에 위치하는데, 그 차이가 3 형태 중 가장 크다.
- 인접 이행면 폭(■)은 근심이 좁고 원심은 넓다. 이 차이도 3 형태 중에 가장 크다.
- 근심 우각의 가장 외곽을 이루는 모서리(■)는 설측 변연융선을 형성한다. 순측 변연융선과 설측 변연융선의 순·설 위치의 차이에 의해 인접면 구(—)가 형성된다.
- 순측면 절연측 한쪽 면에서 원심측에 인접 이행면(■)을 따라 넓고 완만한 풍융부(—)가 있고, 근심측으로 완만하게 함몰된 면이 된다.
- 절연측에서 원심 변연융선이 두껍고, 근심 변연융선은 약간 얇아진다. 치경측에서는 그 반대로 근심 변연융선이 두껍고, 원심 변연융선은 얇아진다. 치경측과 절연측에서 근·원심 두께와 형태의 차이로 인해 치관에 뒤틀림 형태가 만들어진다.

원형 순측면

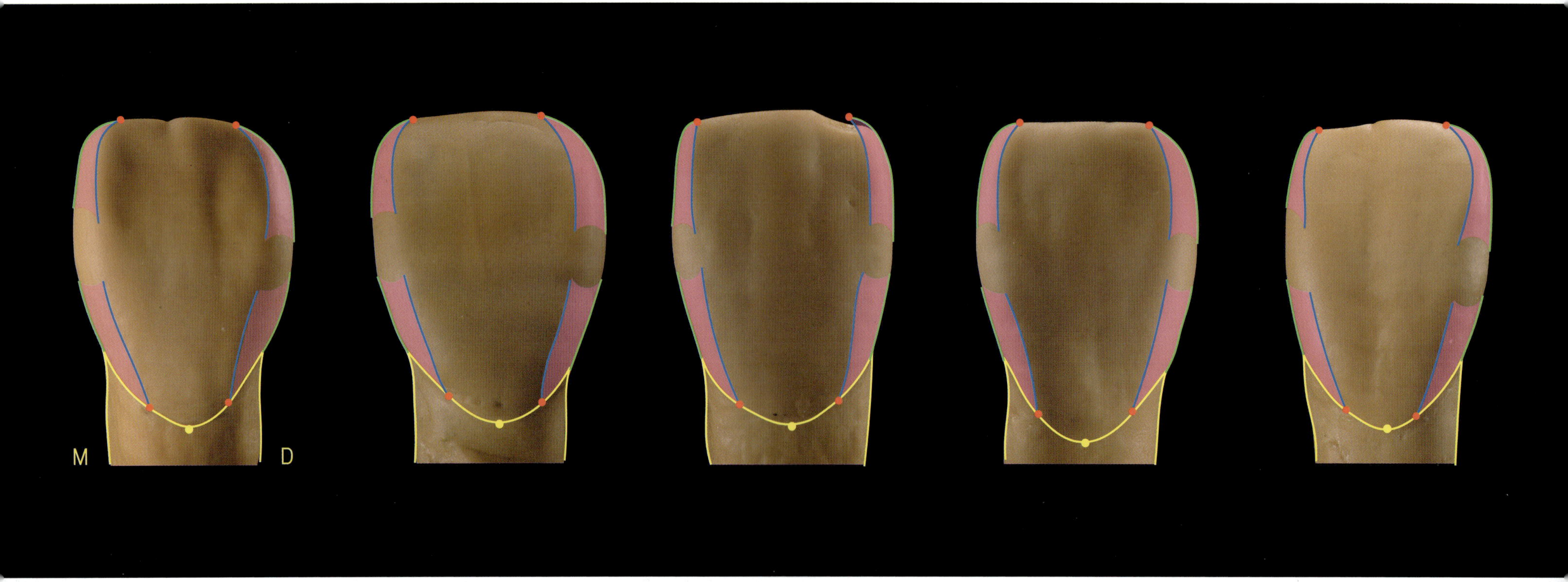

- 치경선의 정점(●)은 거의 치관의 중앙에 위치한다. 치경선상에서 line angle(—)의 흐름이 시작하는 위치(●)는 치경선 곡선의 정점을 경계로 좌우가 거의 동일한 위치에 있다.
- 인접 이행면 형태(■)는 모든 면이 치관 중앙을 향해 넓어지며, 원심이 다소 넓고 치관 중앙이 가장 넓은 인접 이행면 형태를 이루고 있다.
- 절연상에서 외곽선(—)과 line angle(—)이 만나는 위치(●)는 근심이 약간 인접측에 위치하지만, 근·원심 모두 치관 중앙에 위치하는 경향이 있다.

원형 근·원심 인접면

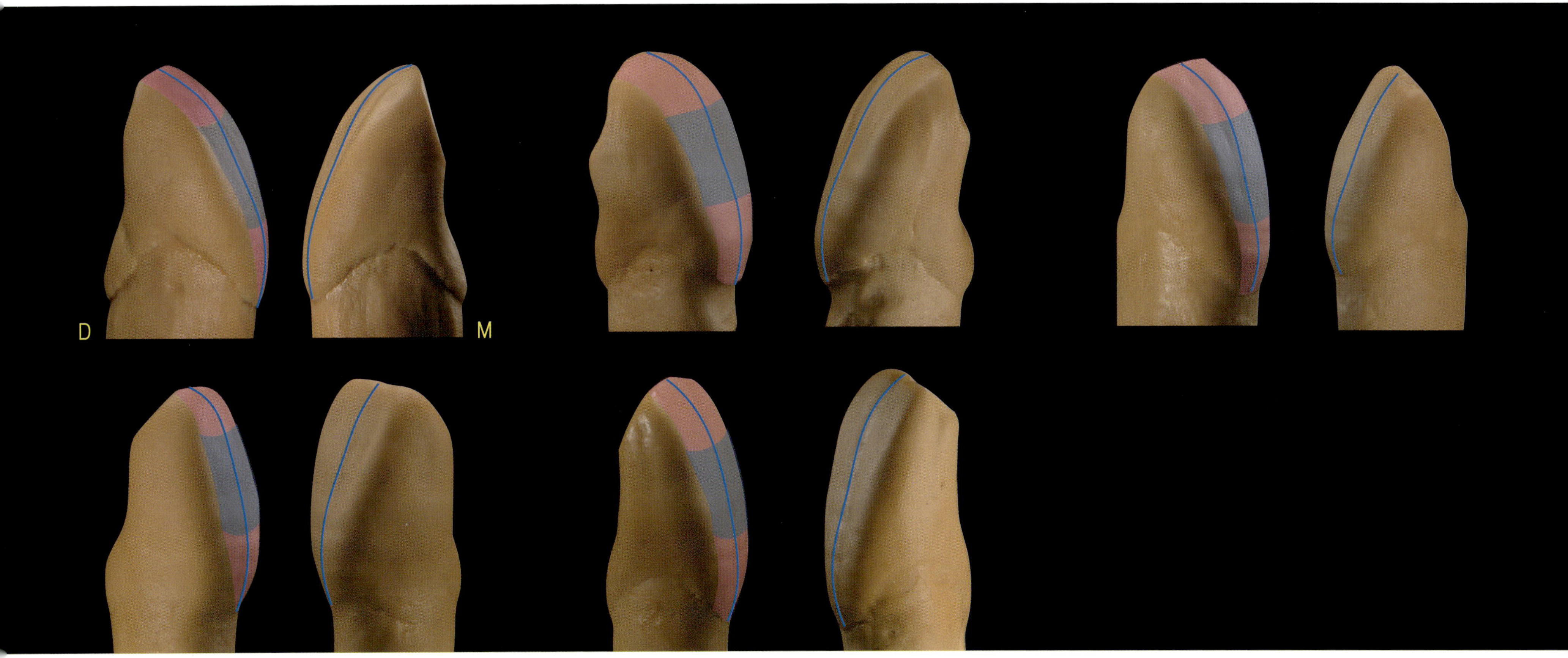

- 순측면은 세 면으로 되어 있으며, 절연측의 한쪽 면(■)이 넓고 약간 큰 각도로 설측으로 넘어가는 면 형태가 특징이다.
- 중앙측 면 중앙이 약간 함몰(■)된 형태를 이루고, 치경측 면은 약간 풍융(■)하다.
- 절연측 한쪽 면이 넓고 풍융도가 커서 원형의 둥근 외관이 형성된다고 여겨진다.

원형 절연

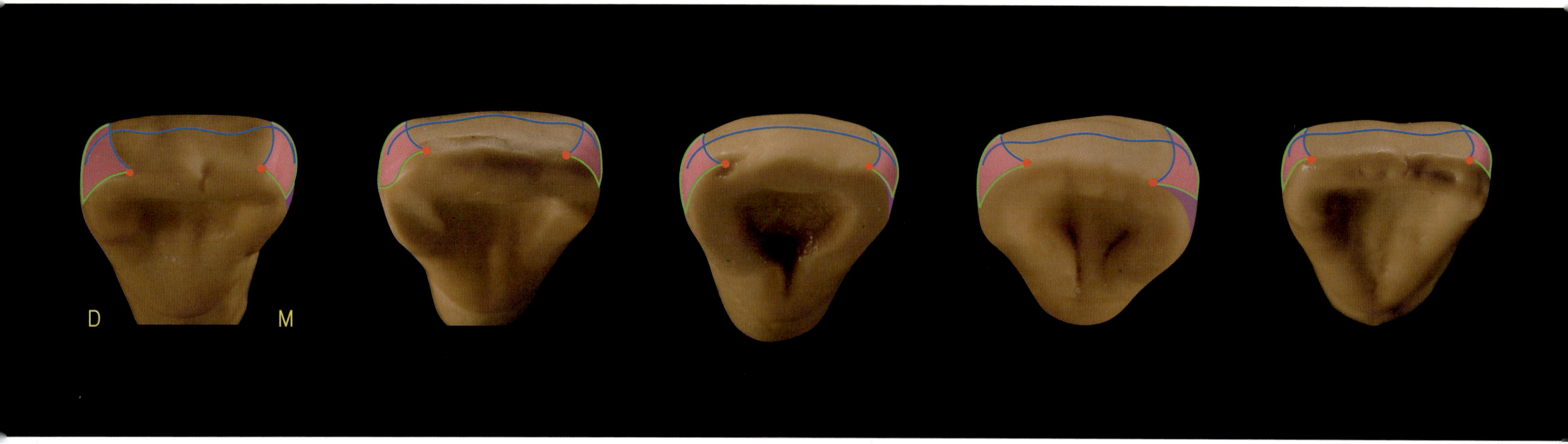

- Line angle과 외곽선이 절연상에서 만나는 위치(●)는 근·원심 모두 거의 치관 중앙측에 위치해 있다.
- 근·원심 인접 이행면(■)에서 근심 인접 이행면은 좁지만 근·원심의 차이가 작다.
- 순측면의 풍융(—)은 중앙에 풍융이 형성되어 좌우가 약간 함몰된 형태이다(절연측 한쪽 면의 중앙 부근에서 관찰한 것임).
- 5개 치아 중에 2개의 치아는 절연에서 위의 특징을 명확히 보여주지는 않지만 위의 특징이 있다고 볼 수 있다.

3 방형

방형 순측면

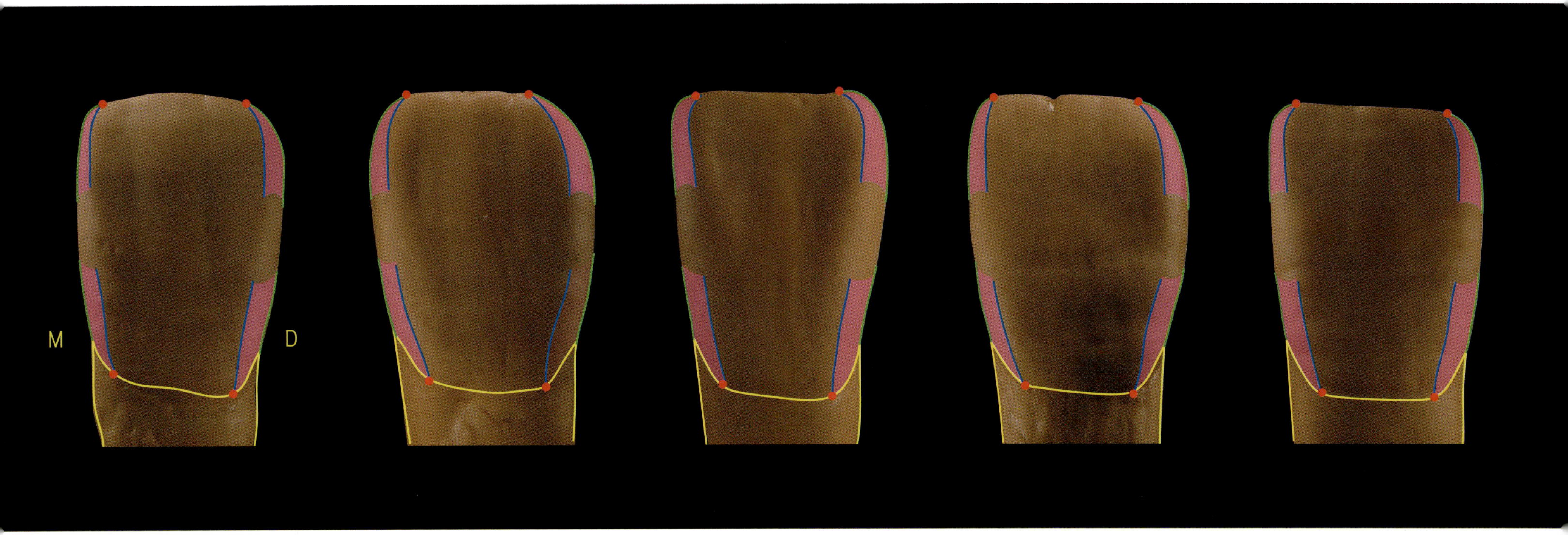

- 치경선(—)은 거의 직선이며, 치경선상의 line angle(—)이 시작하는 위치(●)는 근·원심이 거의 동일 선상에 위치하고 치경선 인접 방향으로 꺾어지는 점에 있다.
- 절연상에서 line angle과 외곽선이 만나는 위치(●)는 치경선상에서 line angle이 시작하는 위치와 세로로 연결하면 거의 직선상에 있고, 근·원심 모두 거의 인접측에 위치해 있다.
- 인접 이행면 형태(■)는 원심면이 넓지만, 근·원심면 모두 좁다.
- 절연측과 치경측의 인접 이행면의 폭은 거의 같다.

방형 근·원심 인접면

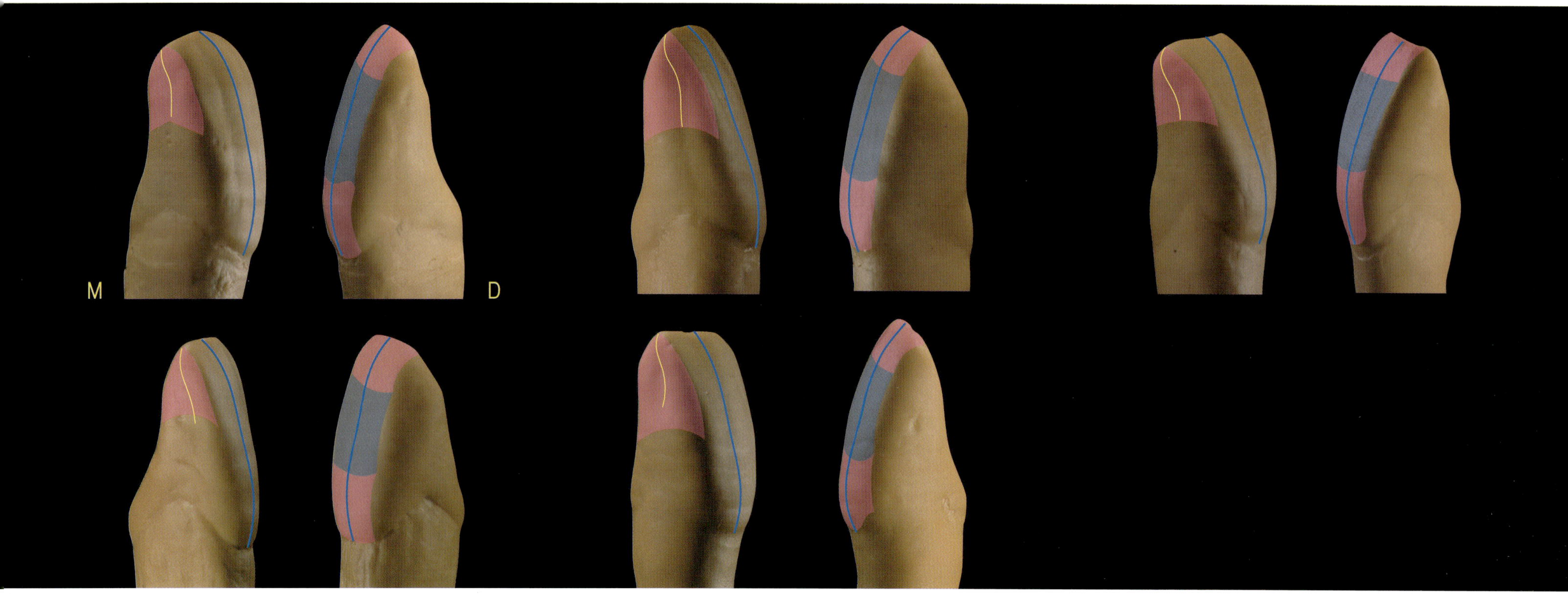

- 절연측 한쪽 면은 약간 넓은 면(■)이고, 설측으로 넘어가는 각도는 완만하고 풍융도는 작다.
- 치관 중앙부는 함몰된 형태(■)가 된다.
- 치경측이 약간 넓고 작은 풍융(■)이 있다.
- 근심 우각에서 순측 변연융선(■)이 약간 치관 중앙으로 경사지고, 설측 변연융선이 약간 인접 방향으로 튀어나오는 형태이다. 순·설측 변연융선의 위치 차이에 의해 근심 인접부에 인접면 구(—)가 형성된다.
- 인접면 구는 특히 방형의 근심 우각에서 보이는 특징이지만, 원형·첨형에서도 나타나는 형태이다.

방형 절연

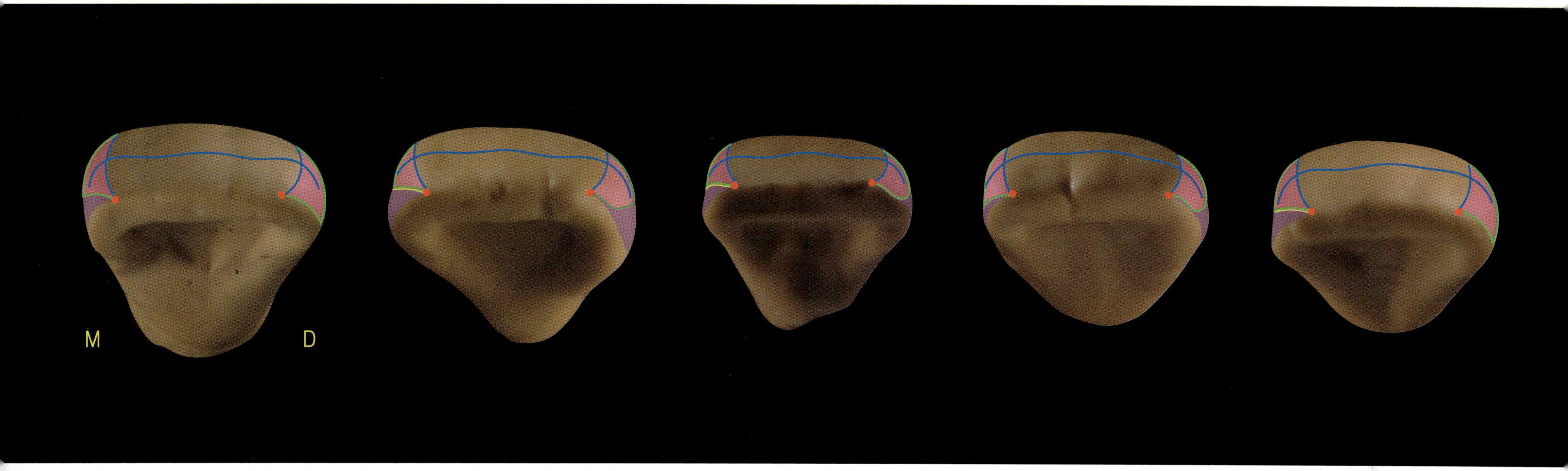

- 절연상에서 line angle과 외곽선이 만나는 위치(●)는 근·원심 모두 인접측에 위치한다.
- 인접 이행면 폭(■)은 그리 넓지 않고 원심면이 다소 넓은 경향이 있지만, 근·원심 면적의 차이가 작다.
- 순측면의 풍융(—)은 중앙이 약간 볼록하고, 중앙을 기준으로 근·원심 쪽이 약간 함몰되었다.
- 근심 설측 이행면(■)이 근심 우각의 가장 외곽이며, 근심 우각이 예각을 형성하고 있다.
- 근심 우각에서 순·설측 변연융선이 절연에서 구부러진 정도(설측 변연융선의 인접측으로 강하게 돌출되어 있음)의 차이에 의해 인접면 구(—)가 형성된다.

제 3 장
구치 형태의 유사성

1
구치 형태의 유사성

- 구치 형태에서도 동일하게 치아 형태의 크기의 차이, 협·설 면적 비율의 차이, 근·원심 면적 비율의 차이 등은 있지만 형태의 유사성은 있다.
    - 교합면에서 협측, 설측 교두정의 위치 관계, 소와의 위치 관계, 구(groove)의 흐름
    - 근심측과 원심측의 면적 차, 근·원심 인접면의 접촉 범위
    - 인접면에서 협측면, 설측면의 최대 풍융부의 위치 관계
- 이 항목들이 구치 형태의 유사성을 말해준다.
- 여기에서 말하는 구치 형태는 순수하게 자연치의 치아 형태를 분석한 것이다.

*상악 제1대구치 교합면 형태에 대해서는 이하라 케이스케(伊原啓祐) 씨의 문헌을 참고로 하였다. (QDT 2017년 1월호~3월호)

2
하악 구치 교합면

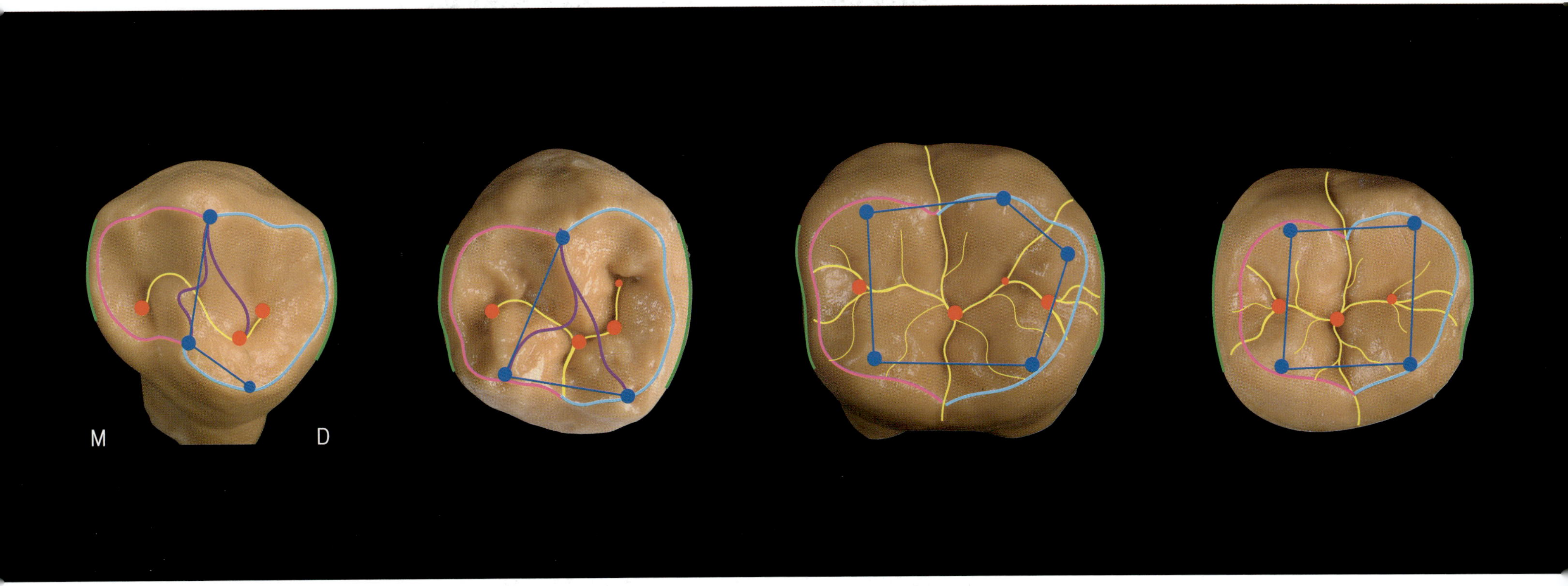

- 협측·설측 교두정의 위치 관계(●, —)와 교두정에서 시작되는 융선의 흐름(—)
- 소와의 위치(●)와 소와에서 소와로의 구의 흐름 방향(—)
- 고유 교합면(occlusal table)의 협측 교두와 설측 교두를 기준점으로 한 근심면(—)과 원심면(—)의 면적 범위(제1, 2 소구치에 한정)
- 근심면과 원심면의 인접면 접촉 범위(—)

하악 제1소구치

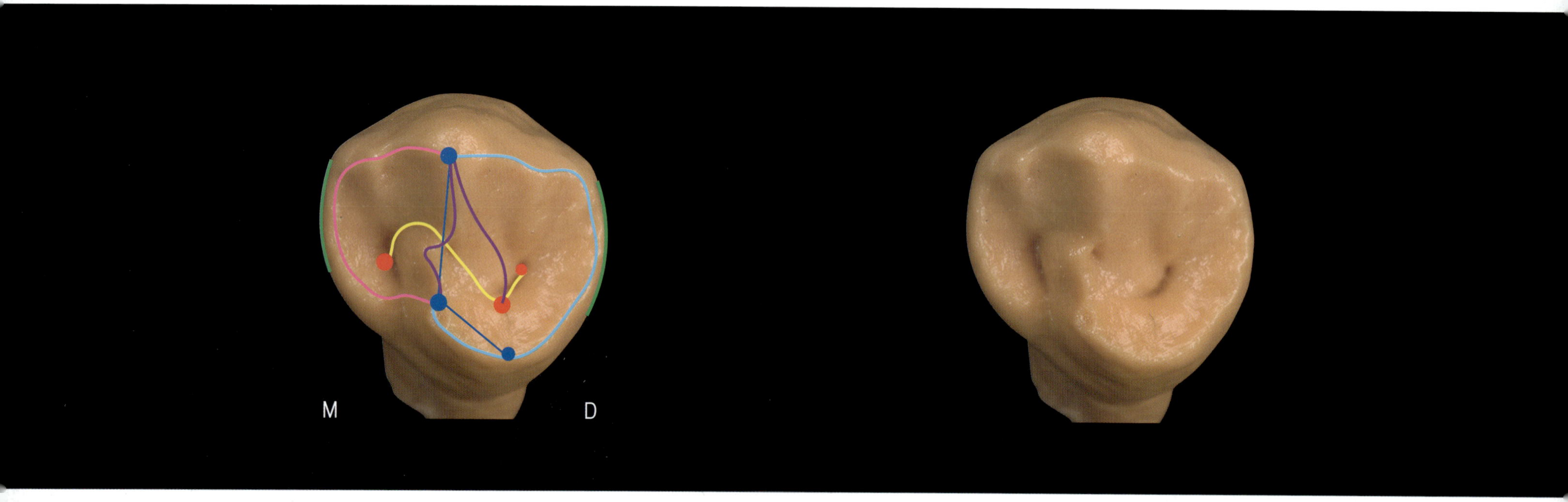

- 협측 교두정(●)은 근심측에 있고, 설측 교두정(●)은 거의 동일 선상 및 원심측에 있다.
- 교두정을 경계로 교합면 폭은 근심면이 좁고(—), 원심면은 넓어진다(—).
- 근심 소와(●)는 근심면의 약간 설측 근방에 위치하고, 원심 소와(●)는 원심면의 설측 및 중앙의 두 곳에 있다.
- 근·원심 세 곳의 소와를 연결하면 거의 S자(—)가 된다.
- 근심 인접면 접촉 범위(—)는 좁고, 원심 인접면 접촉 범위(—)는 넓어진다.

하악 제1소구치

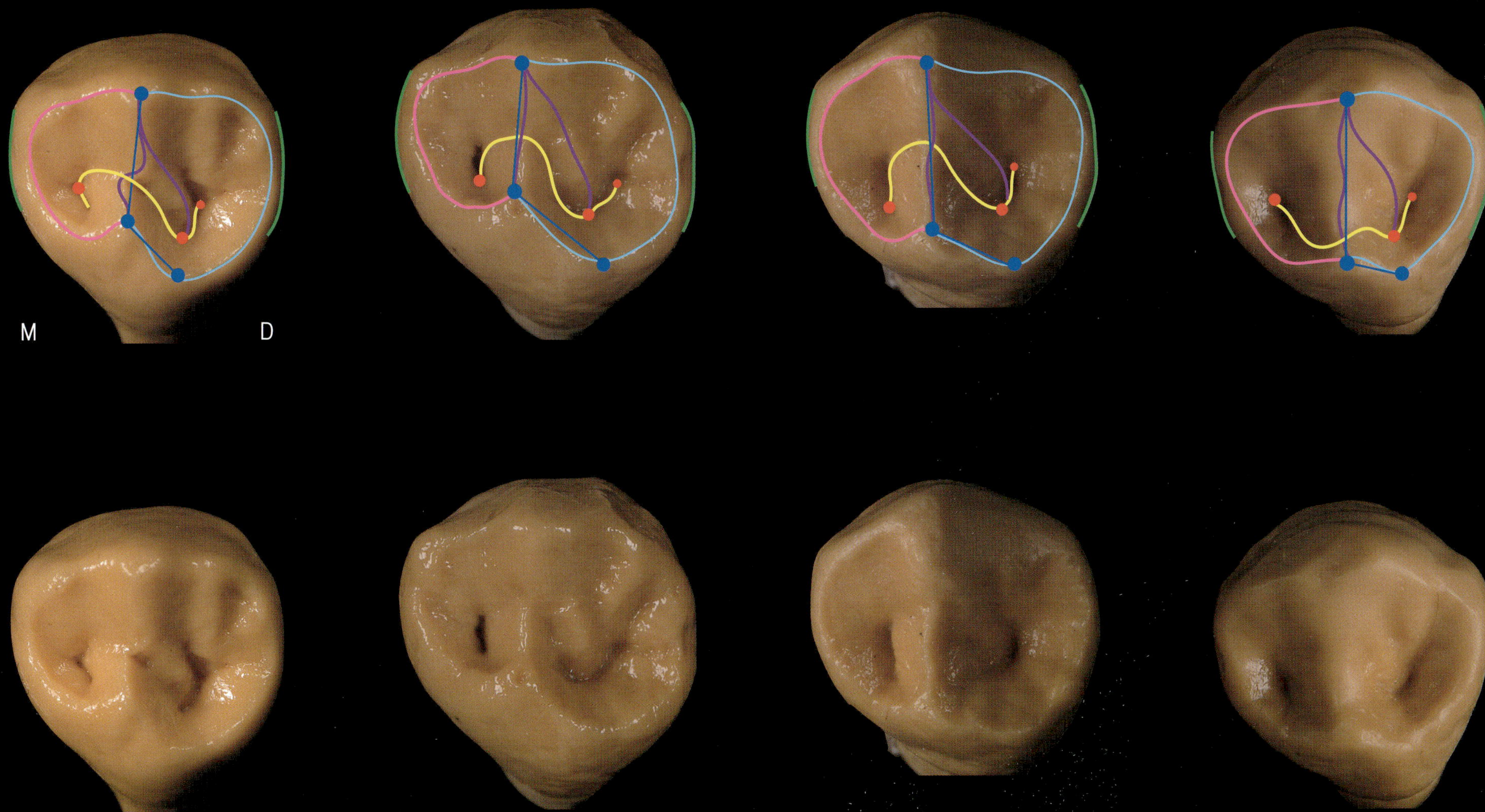

하악 제2소구치

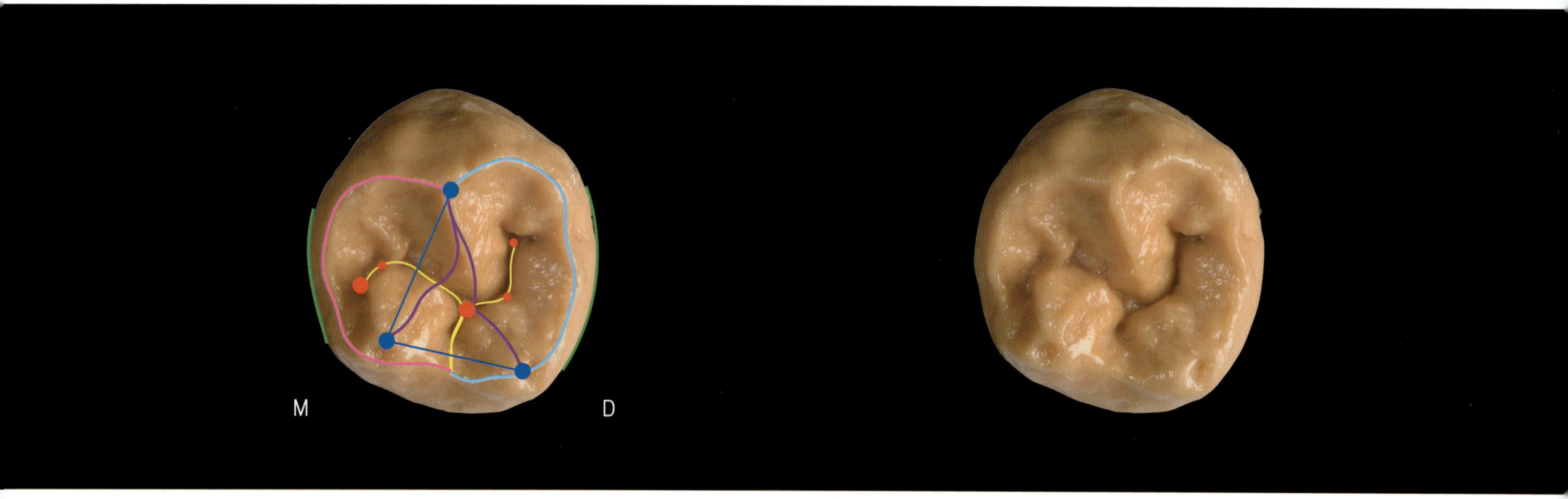

- 교두정(●)은 3 교두가 있고, 협측 교두정은 거의 중앙에 위치하며, 근심 설측 교두정은 교합면 중앙측 근심에 위치한다. 원심 설측 교두정은 설측 방향에 위치하고, 교두정 사이를 연결하면 일본어 '〈'자 모양을 나타낸다.
- 근심와(●)는 거의 교합면 중앙에 있고, 중심와(●)는 약간 설측에 있으며, 원심와(●)는 교합면 중앙 부근과 협측 방향에 위치한다.
- 구의 흐름(—)은 설측의 2 교두를 나누는 구를 따라 'Y' 자의 구가 만들어진다.
- 고유 교합면은 협측 교두정과 설측구를 경계로 하며, 근심면이 좁고(—), 원심면이 넓어진다.(—).
- 인접면 접촉 범위(—)는 근심이 좁고, 원심이 넓은 면이 된다.

하악 제2소구치

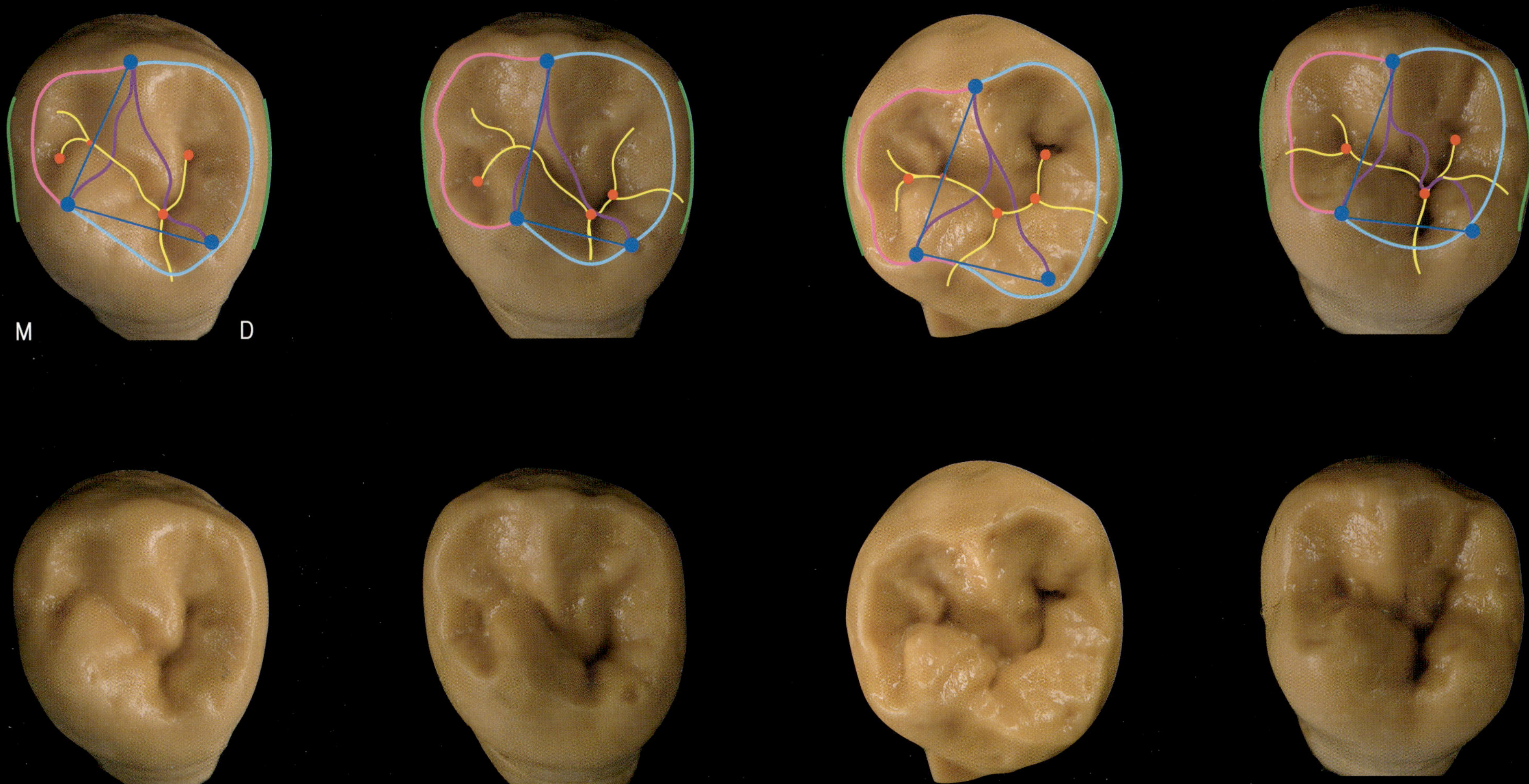

하악 제1대구치

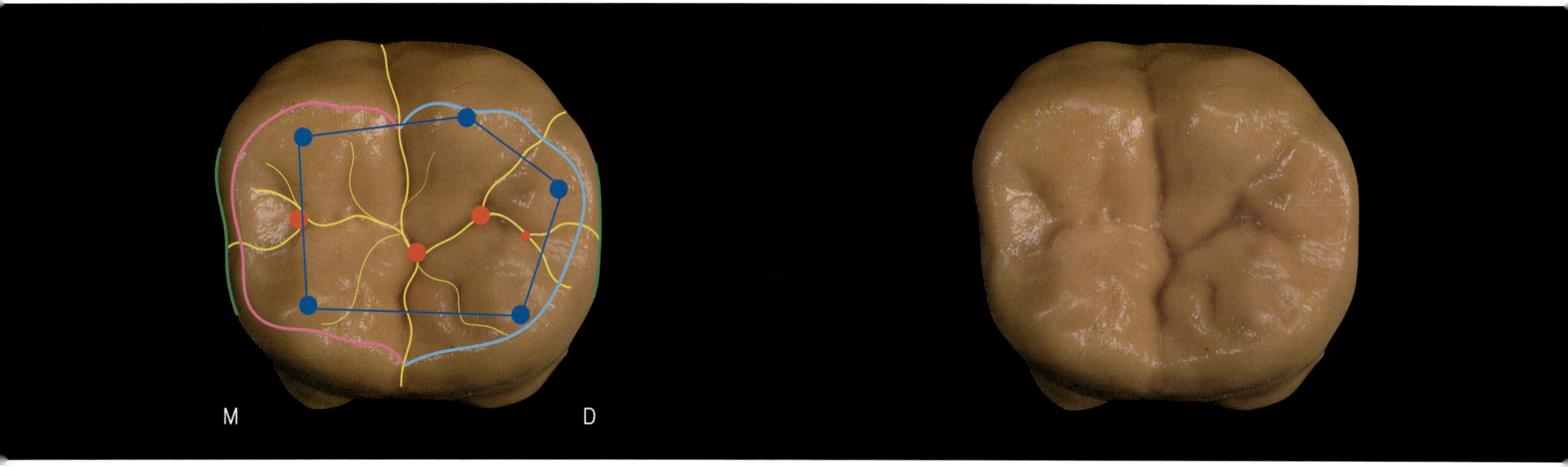

- 협측에 3 교두(●), 설측에 2 교두(●)를 가지고 있다. 협측 교두정에서 중앙 교두정이 가장 협측에 가까이 위치하고, 근심 협측 교두가 약간 중앙에 위치하고, 더 중앙측에 원심 협측 교두정이 위치하여 협측 교두정은 일직선으로 위치하지 않는다.
- 설측 교두정(●)은 근·원심이 거의 같은 라인에 있지만, 원심 교두정이 약간 설측에 위치한다.
- 소와(●)의 위치 관계는 중앙와가 교합면의 가장 설측에 위치하고, 근심와가 약간 협측에 위치한다. 셋 중에서는 원심와가 가장 협측에 위치한다.
- 협측 교두정과 소와의 위치 관계는 반대이다.
- 협·설측의 구의 흐름 방향(—)은 상악의 협·설 교두의 운동방향을 나타내고, 설측구는 근심 방향으로, 원심 협측구는 원심 방향으로 향하여 Y 자형을 만든다.
- 인접면 접촉 범위(—)는 근심은 직선적이고 넓으며, 원심은 약간 볼록하고 좁다.

하악 제1대구치

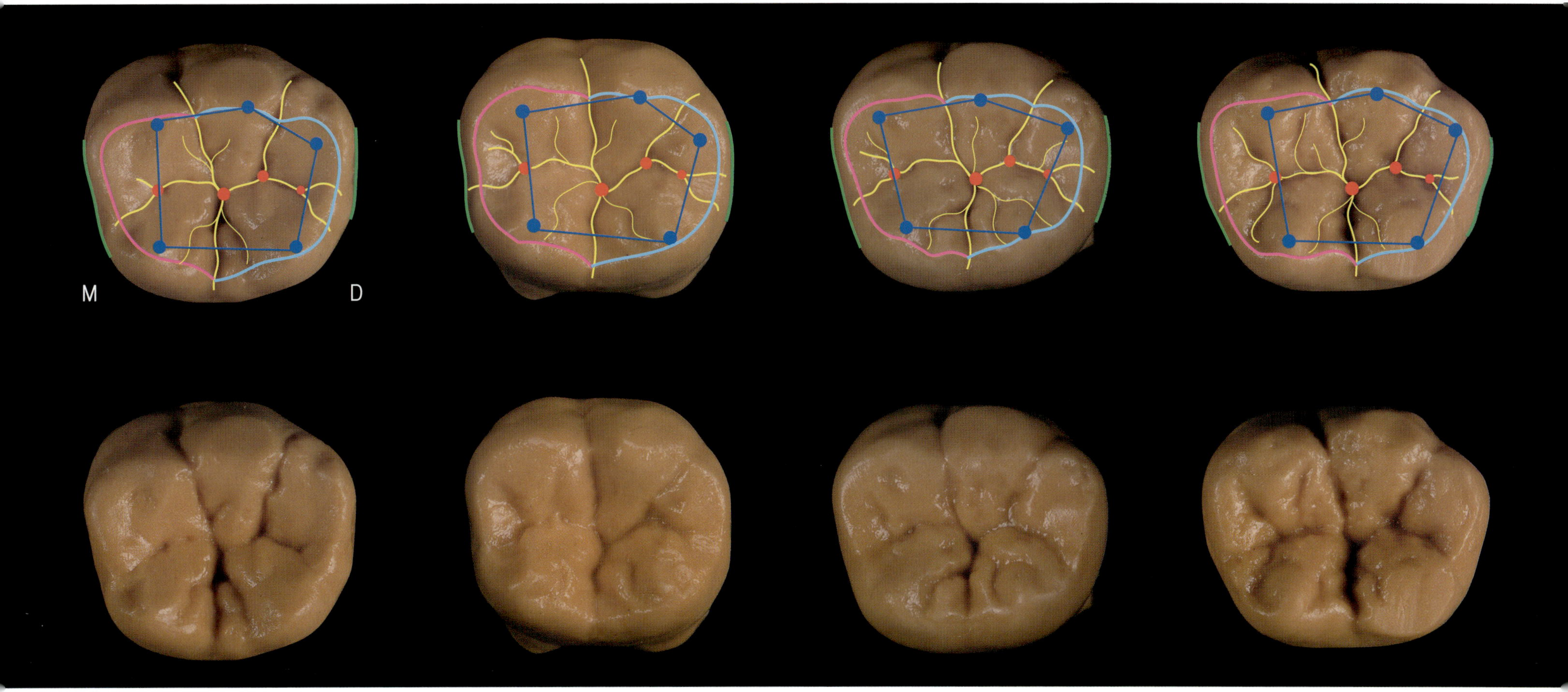

● 마모에 따른 교두정의 위치는 외곽선보다 마모면 중앙 혹은 교합면측에 위치하는 것으로 파악된다.

하악 제2대구치

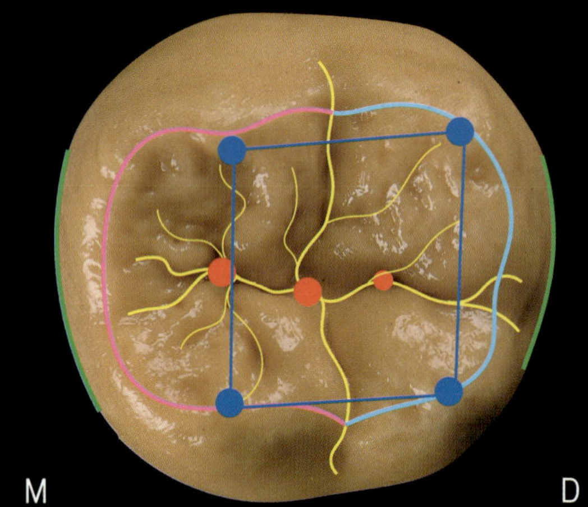

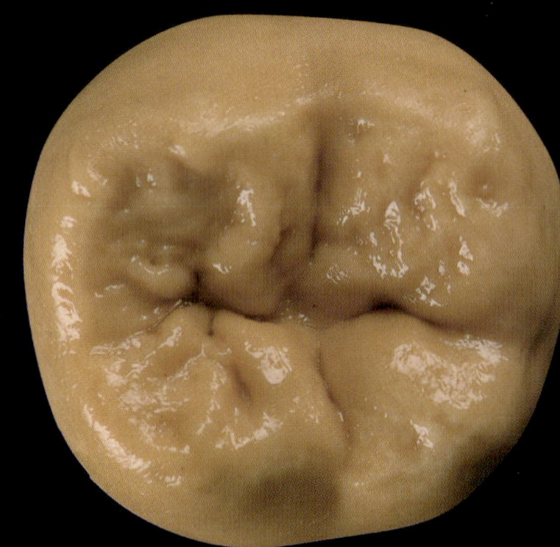

- 교두는 대체로 4 교두를 가지며, 근심 협측 교두정(●)은 약간 중앙으로 치우쳐 있고, 원심 협측 교두정은 약간 협측에 위치한다. 근심 설측 교두정(●)은 설측, 원심 설측 교두정은 중앙측에 위치하며, 모든 교두정을 연결하면 약간 마름모꼴(—)이다.
- 소와의 위치 관계(●)는 협·설측의 차이는 작고, 모든 소와가 교합면의 중앙측에 있으며 직선적이지는 않다.
- 고유 교합면은 중앙구와 협측구, 설측구를 경계로 거의 같거나 원심면이 약간 넓어진다.
- 인접면 접촉 범위(—)는 고유 교합면과는 반대로 근심이 넓고 직선적이며 원심이 좁아져서 고유 교합면 폭과는 반대의 관계가 된다.

하악 제2대구치

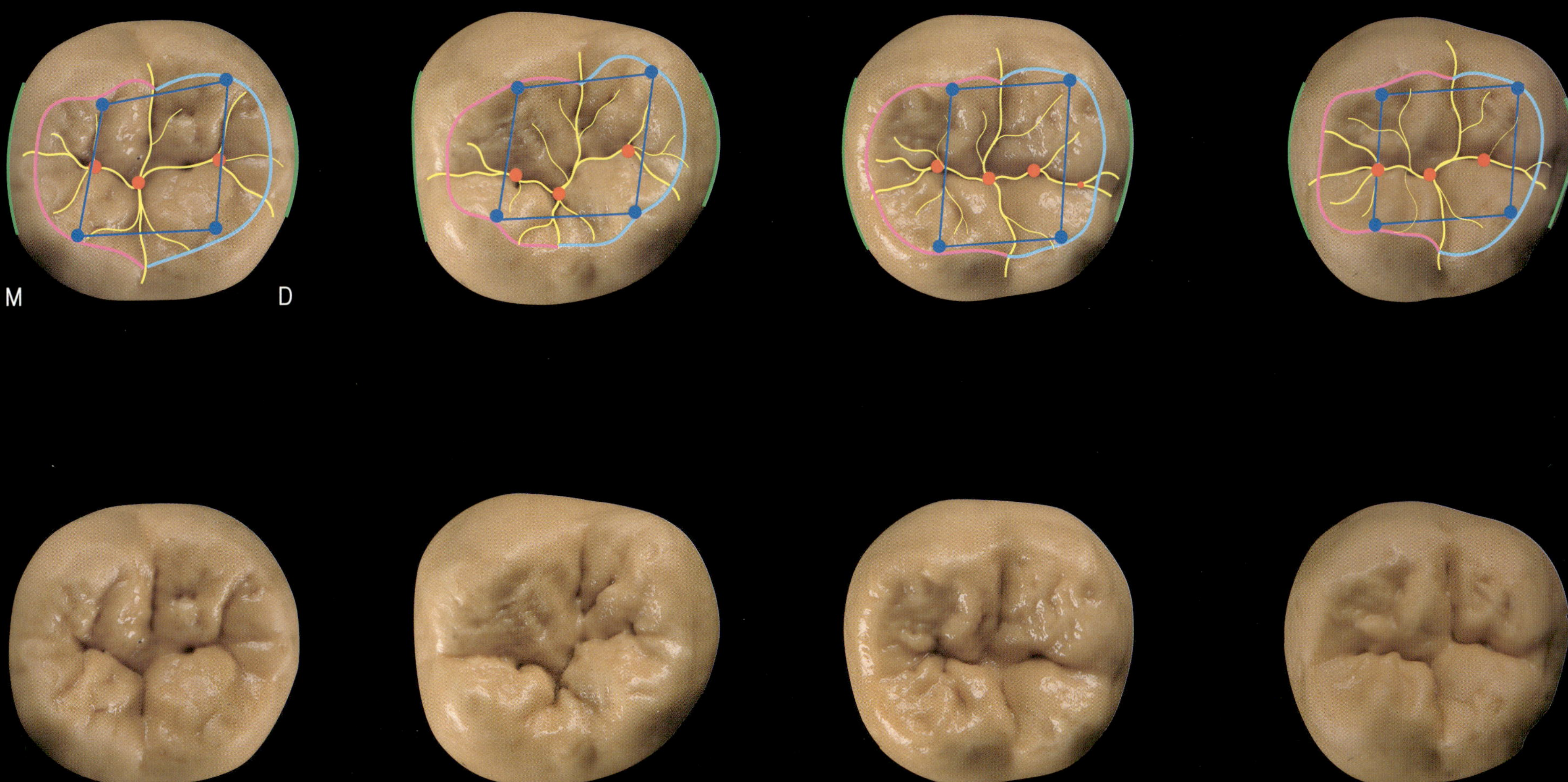

3
하악 구치 협측면·설측면의 최대 풍융부

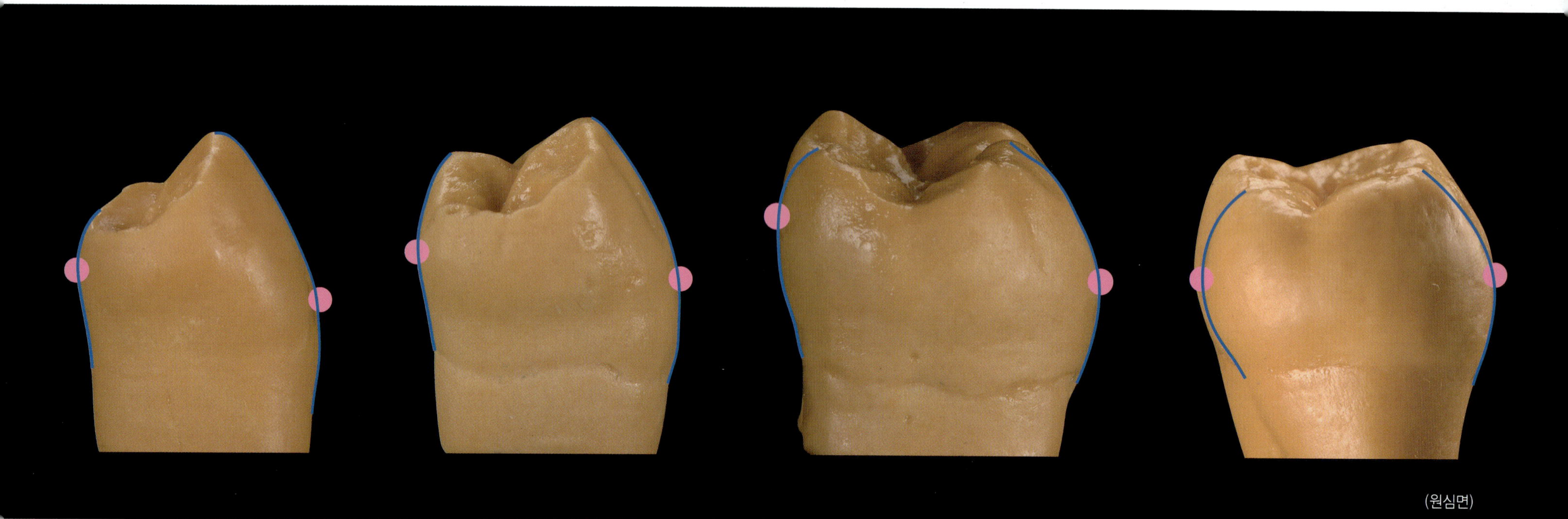

- 하악 제1소구치 협측 최대 풍융부는 가장 치경측에 위치하고, 설측 최대 풍융부는 교합면측에 위치한다.
- 하악 제2소구치 협측 최대 풍융부는 약간 중앙측에 위치하고, 설측 최대 풍융부는 거의 중앙에 위치한다.
- 하악 제1대구치 협측 최대 풍융부는 치경측 부근에 위치하고, 설측 최대 풍융부는 교합면측에 위치한다.
- 하악 제2대구치 협측 최대 풍융부는 중앙측에 위치하고, 설측 최대 풍융부도 거의 중앙에 위치한다.

하악 제1소구치

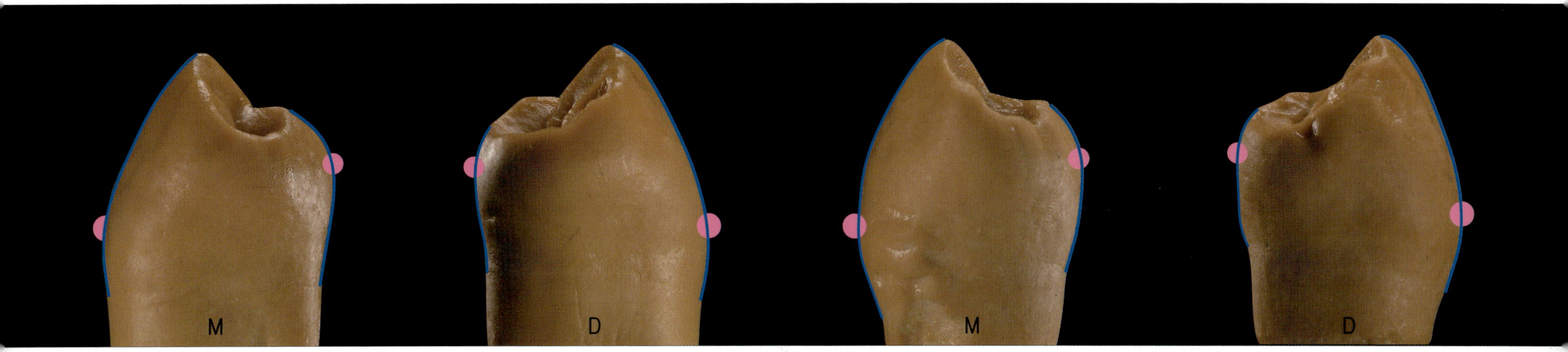

- 협측면은 치경측에 최대 풍융부를 형성하고, 교합면측에 직선적이고 넓은 면을 형성한다.
- 설측면은 교합면측에 최대 풍융부를 형성하고, 치경측을 향해 직선적인 면을 형성한다.

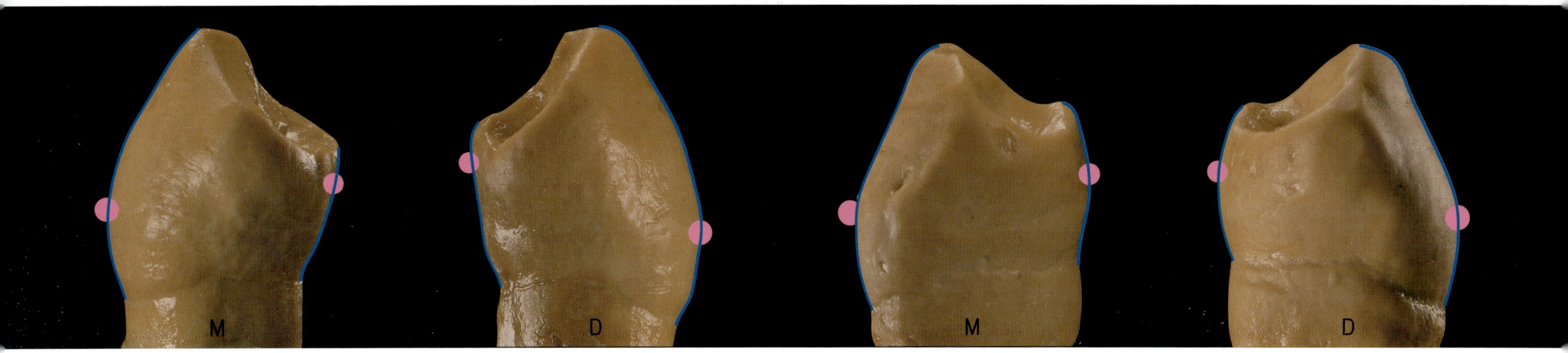

하악 제2소구치

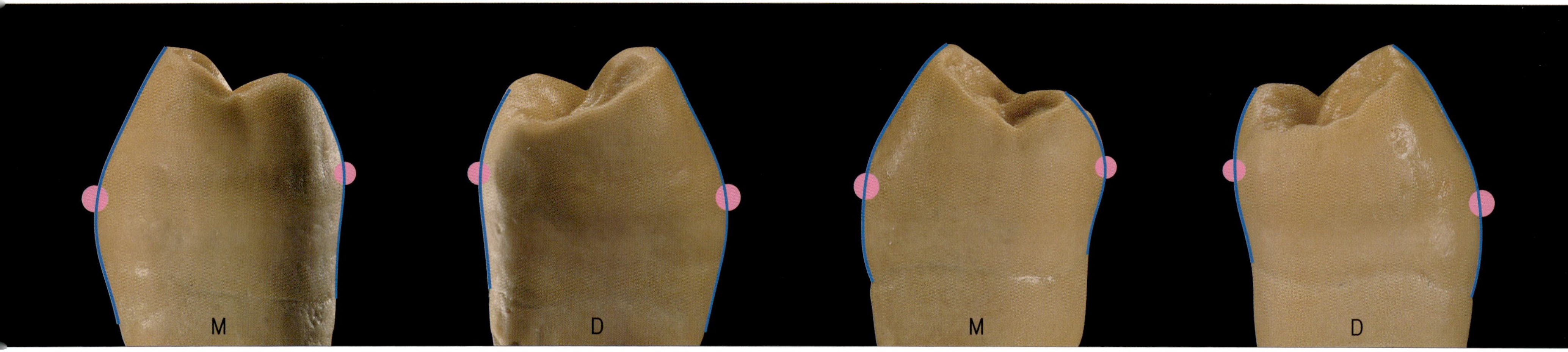

- 협측면 중앙측에 약간 넓은 최대 풍융부를 형성하고, 중앙 부근에서 교합면 방향으로 완만하게 들어가 있다.
- 설측면 최대 풍융부는 거의 치관 중앙에 형성된다.

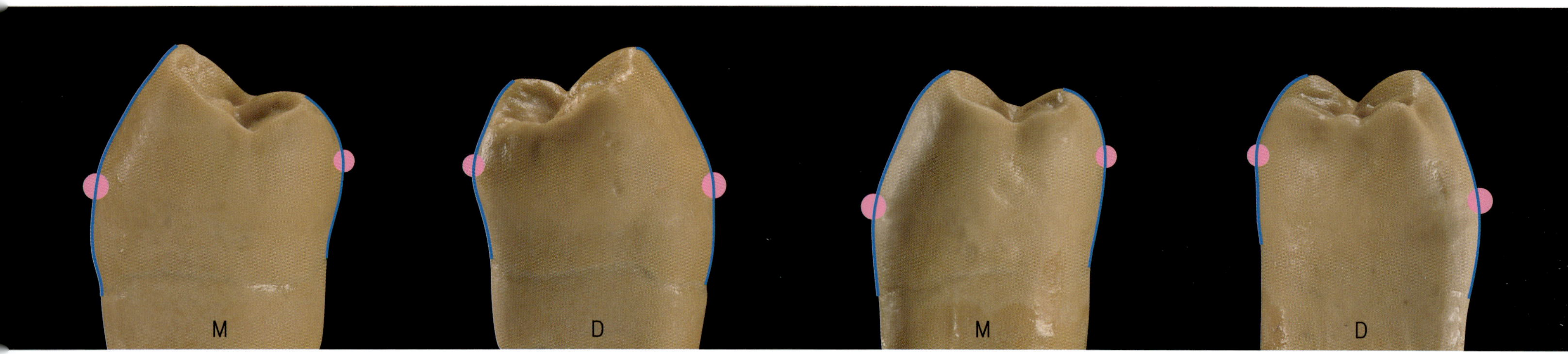

하악 제1대구치

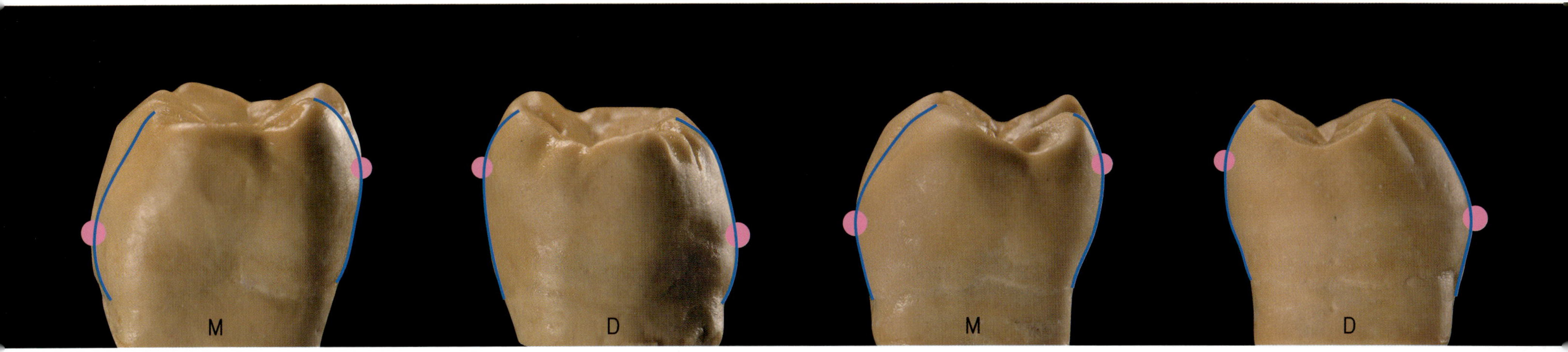

- 협측면에서 치경측에 치아의 밴드 부위가 발달하여 최대 풍융부를 형성한다.
- 설측면은 최대 풍융부가 교합면측 또는 중앙에 위치하고, 치경측을 향해 직선적으로 좁은 면을 형성한다. (근심면은 근심 협측 교두의 협측면, 원심면은 원심 협측 교두의 협측면을 기준으로 보면 그러함)

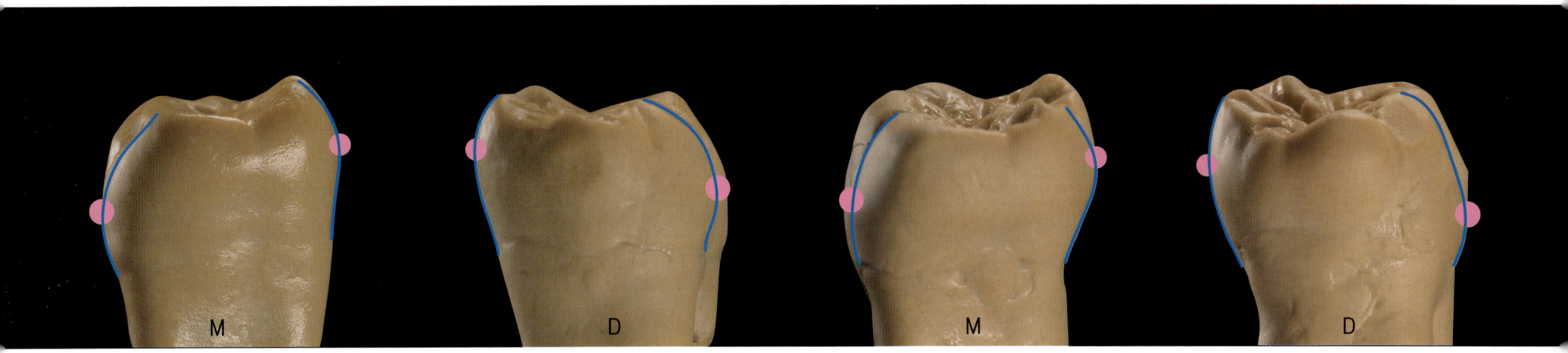

하악 제2대구치

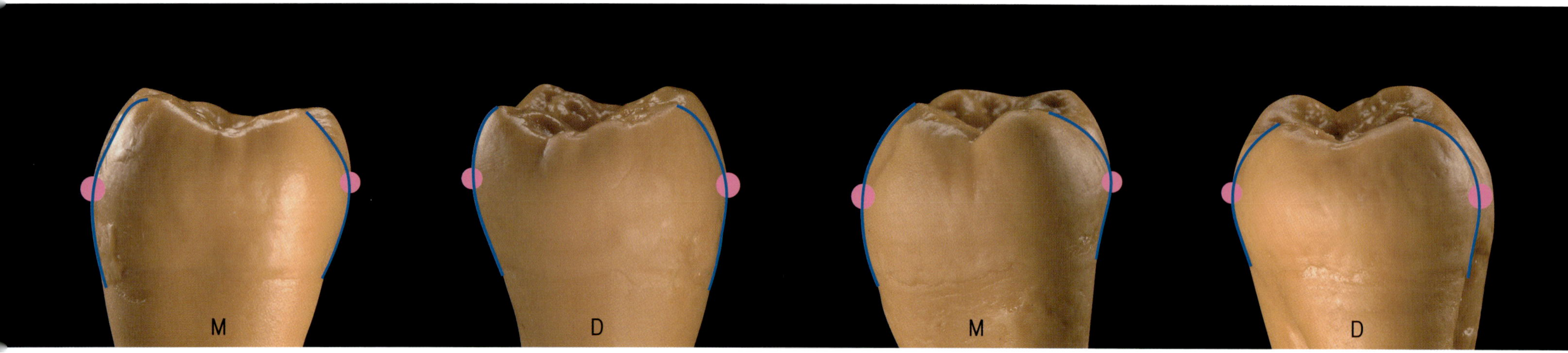

● 협측면은 둥글고, 최대 풍융부는 중앙에서 약간 치경측에 위치한다.

● 설측면은 협측면보다 더욱 둥글고, 최대 풍융부는 거의 치관 중앙에 위치한다.

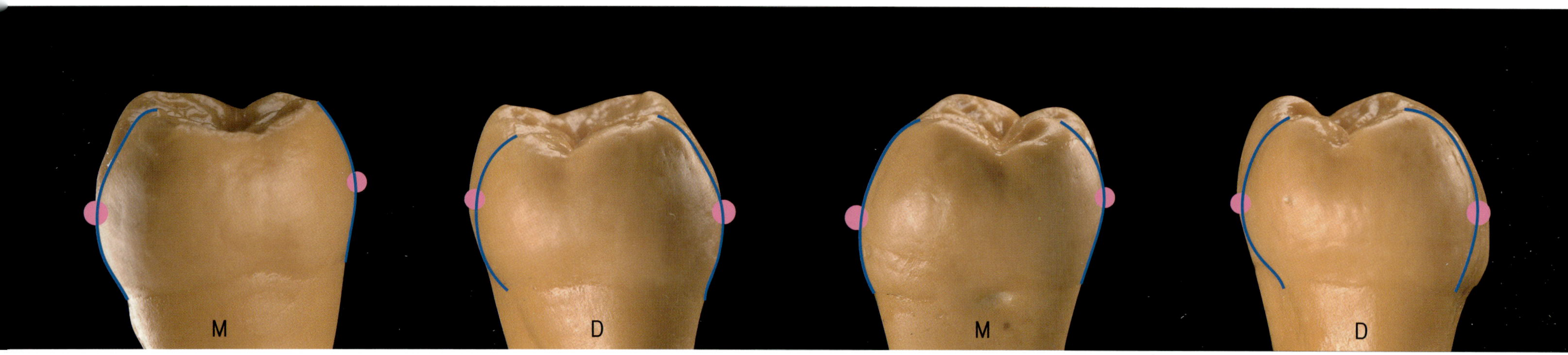

4

하악 제1대구치의 중심와 형태

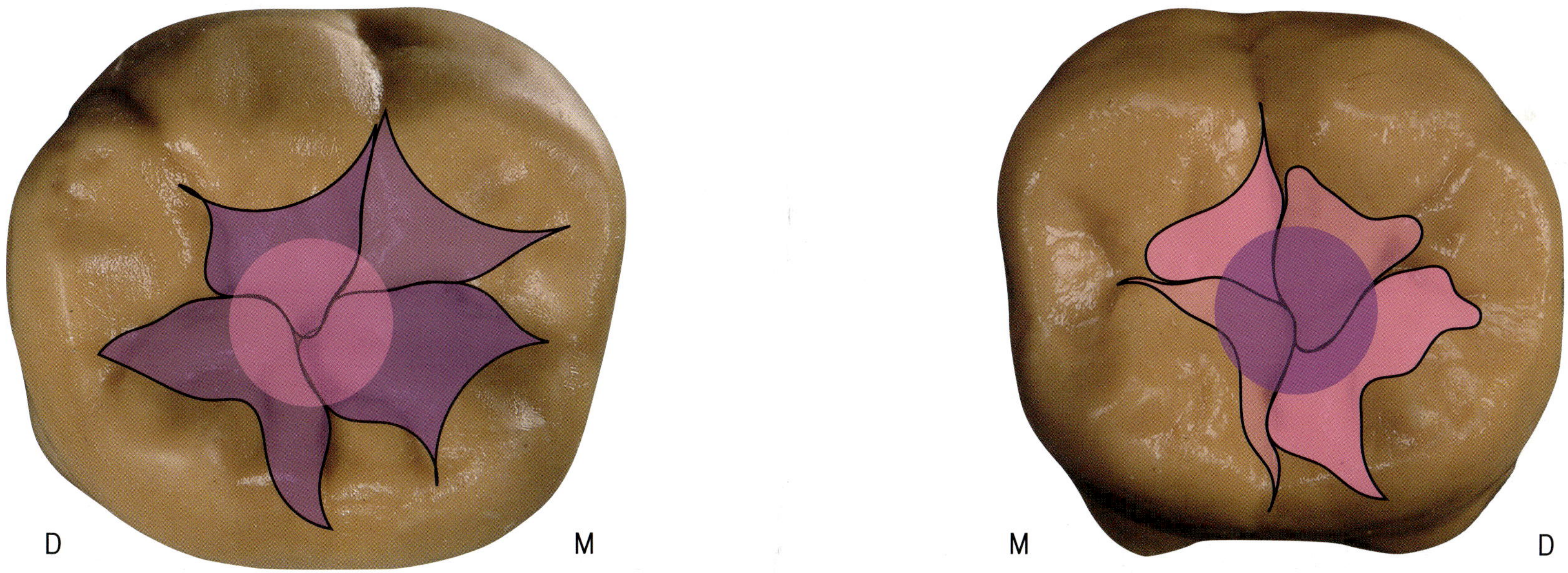

- 하악 제1대구치의 중심와는 4개 융선(근심 협측 융선, 원심 협측 융선, 근심 설측 융선, 원심 설측 융선)의 앞쪽 끝이 모여서 형성된다.
- 그 융선의 앞쪽 끝은 절대로 한점에 모이는 형태가 아니며, 각기 다른 위치에서 융선의 앞쪽 끝이 형성되고, 그 앞쪽 끝의 볼록한 부분은 움푹 들어간 부분과 얽혀서 중앙와를 이룬다.

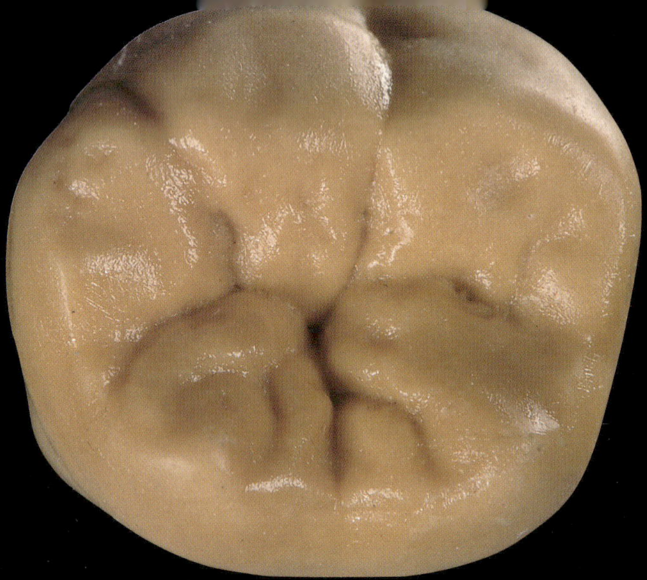

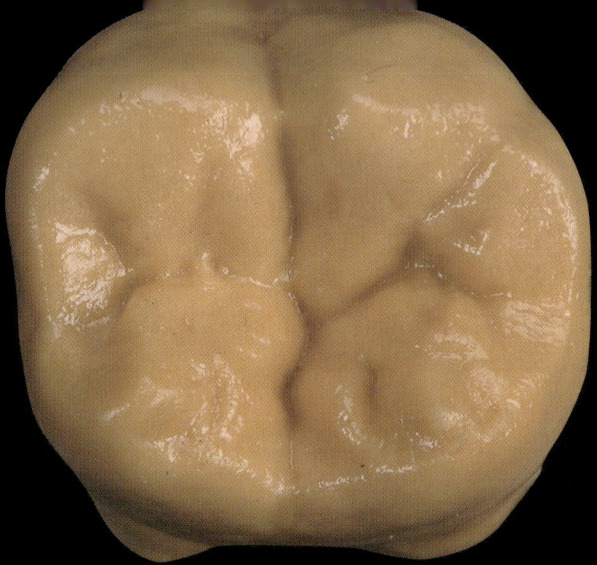

주구(main groove)의 흐름 형성

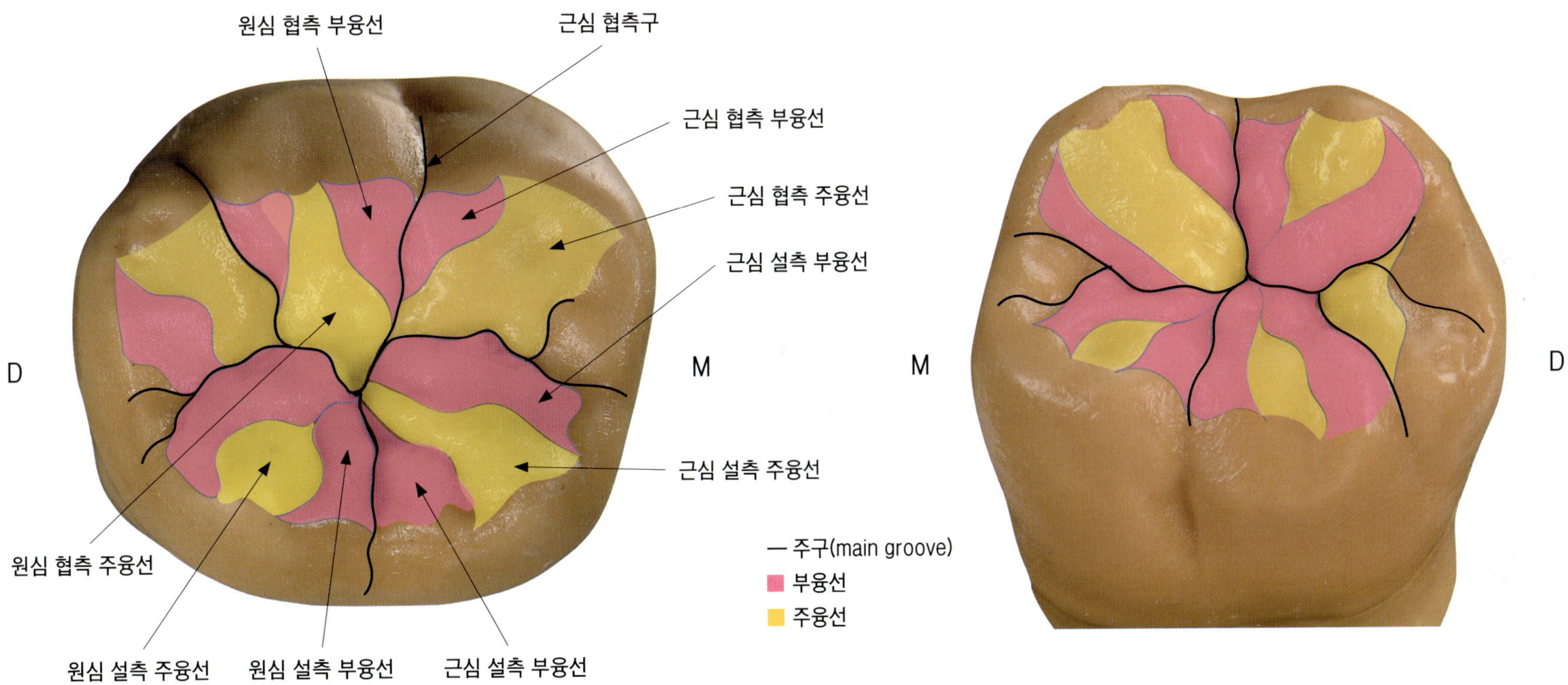

- 인접한 주융선과 부융선의 형태가 주구(main groove)의 흐름을 결정하며 직선적이지 않다.
- 각각의 주융선, 부융선의 선단은 같은 위치에서 끝나지 않는다.
- 근심 협측구의 흐름은 근심 협측 부융선이 원심 협측 부융선을 파고 들어감으로써 약간 곡선을 만든다.
- 근심 설측 부융선의 선단이 원심 협측 주융선을 파고들어 중심와로 향한다.
- 다른 모든 구의 흐름은 인접하는 주융선과 부융선 선단의 형상과 위치가 주구(main groove)의 흐름 방향을 결정한다.

주구(main groove)의 흐름 형성

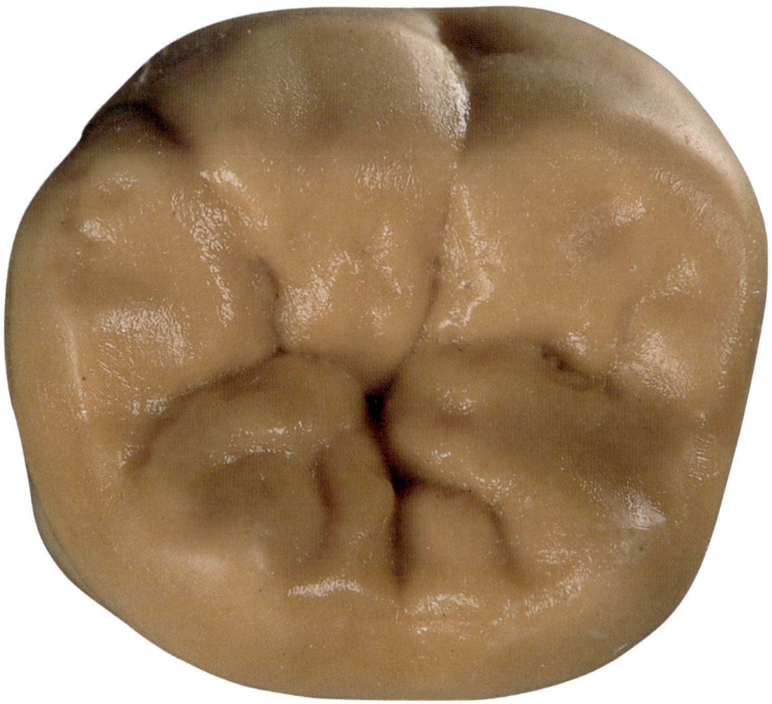

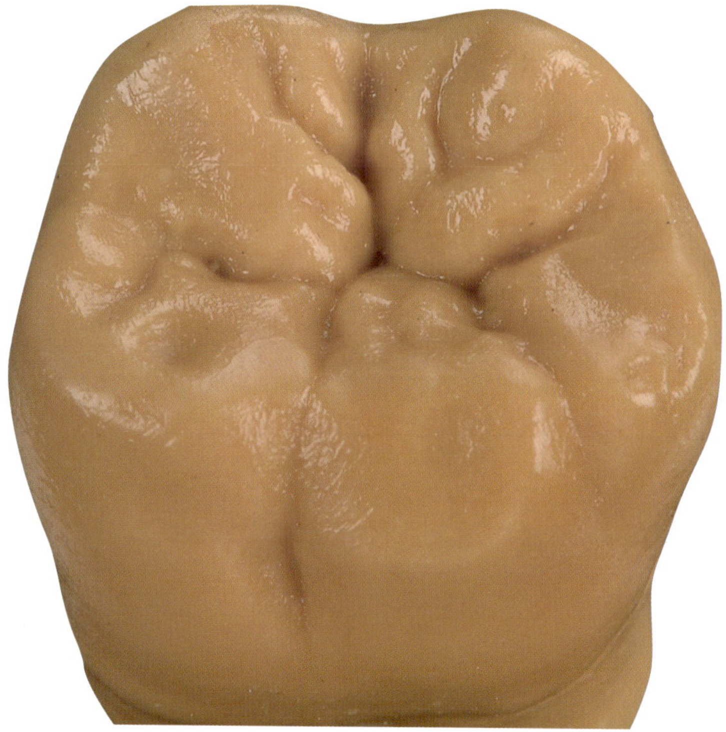

5
상악 구치 교합면

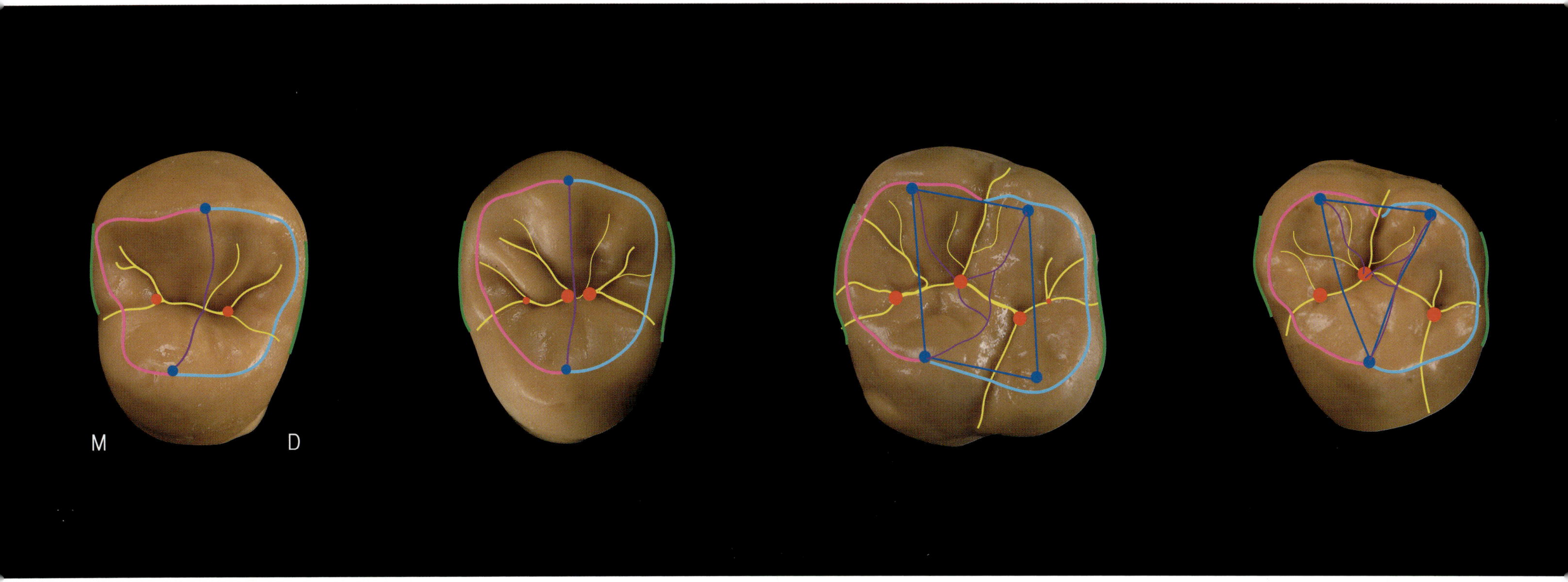

- 협·설측 교두정의 위치 관계(●, —), 교두정으로부터의 융선의 흐름(—)
- 소와의 위치 관계(●)와 소와에서 소와로의 구(groove)의 흐름 방향(—)
- 고유 교합면의 협측 교두와 설측 교두를 기준점으로 한 근심면(—)과 원심면(—)의 면적 범위
- 근심면과 원심면의 인접면 접촉 범위(—)

상악 제1소구치

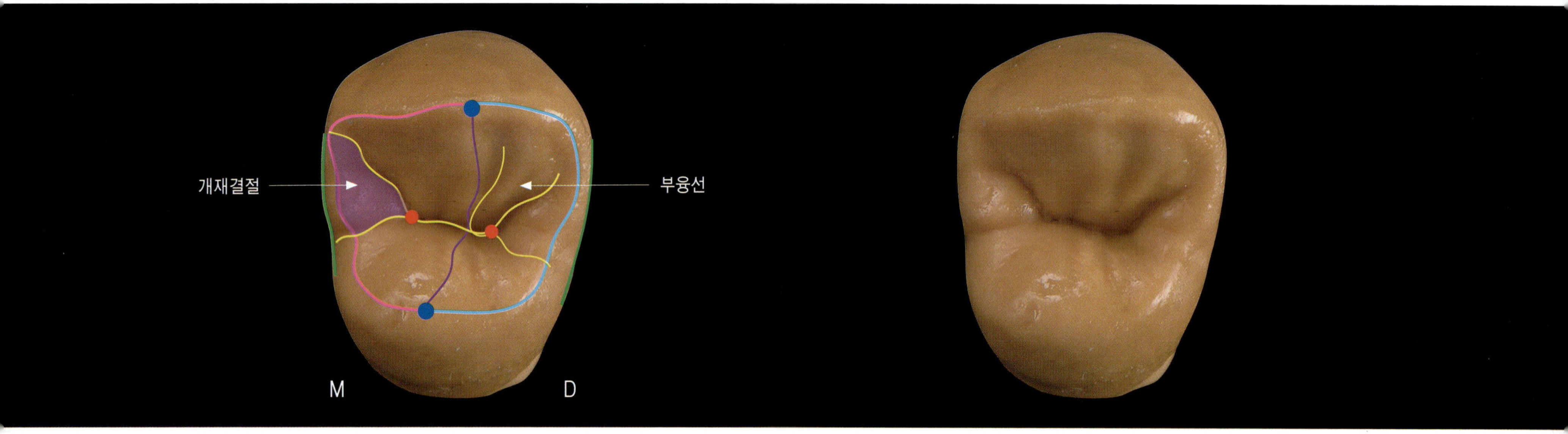

- 협측 교두정(●)은 원심측에 위치하고, 설측 교두정(●)은 근심측에 위치한다. 협·설측 융선의 흐름이 일본어 '〈' 자를 나타낸다.
- 협·설측 교두정(●)을 경계로 고유 교합면의 협측 근심 사면(—)이 길고 직선적이다. 협측 원심 사면(—)은 짧게 곡선을 그린다.
- 근심 협측 우각(—)은 예각이고, 협측 원심 우각(—)은 둔각이다.
- 근·원심 소와(●)의 위치는 약간 거리를 갖고 거의 직선상에 있다.
- 근심 협측 구(—)는 인접 방향으로의 흐름과 협측 우각 방향으로 향하는 2개의 구로 인해 제1소구치의 특징인 개재결절(■)의 형태를 만들고 있다.
- 구의 흐름(—)은 소와 사이를 연결하고, 원심측 구는 원심 부융선을 형성한다.
- 인접면 접촉 범위(—)는 근심이 좁고 약간 볼록하며, 원심은 넓고 완만한 형상을 가지며 직선적이다.
- 상악 구치부에서는 고유 교합면에서 인접면으로 약간 경사면이며, 그 후부터 인접면이 된다. 인접부의 형상은 근심면이 약간 볼록하고 원심면이 약간 함몰된 형상을 나타내므로, 함몰된 면에 볼록한 면이 들어가는 것으로 긴밀한 인접면을 형성한다.

상악 제1소구치

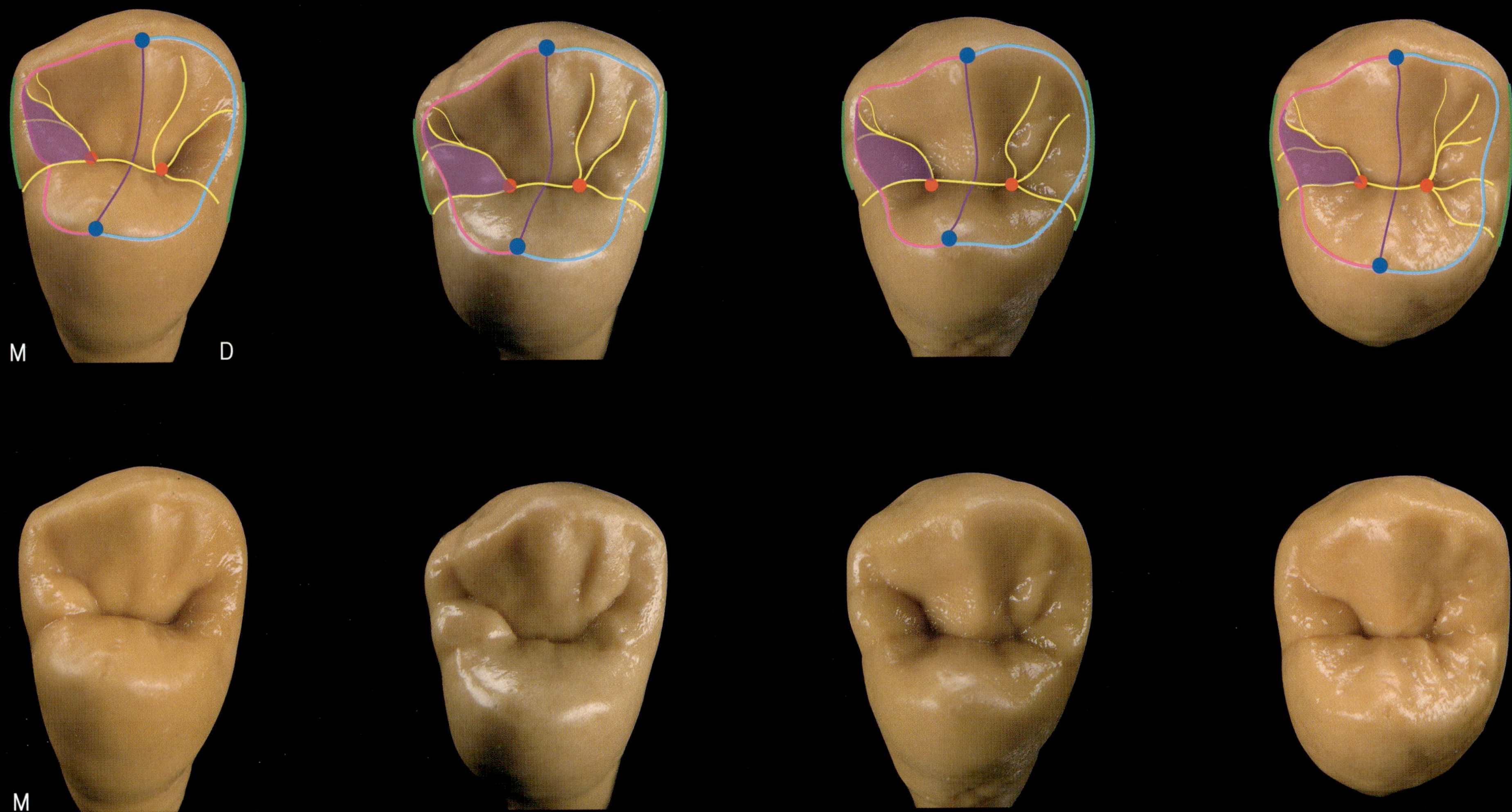

상악 제2소구치

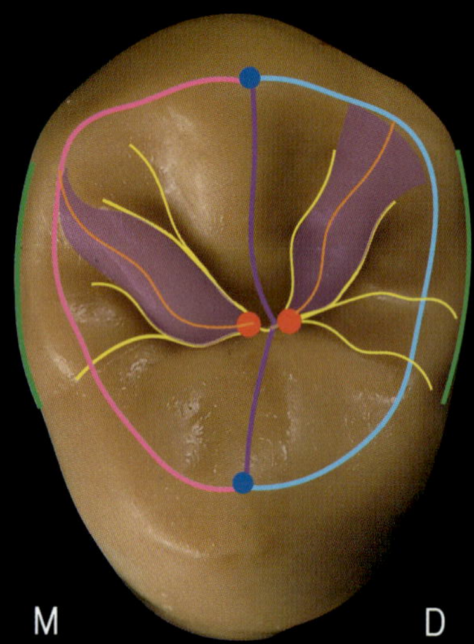

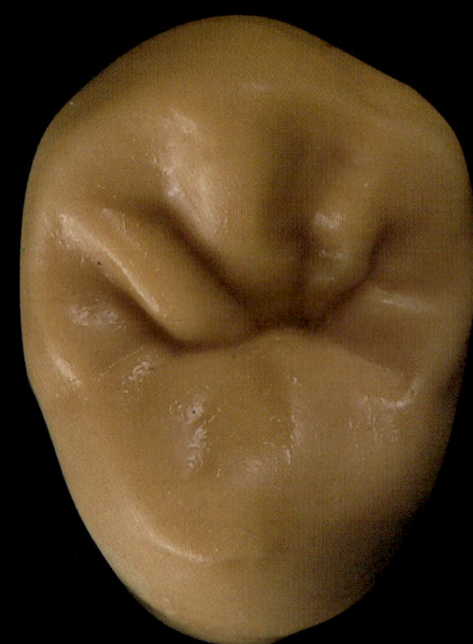

- 협측 교두정, 설측 교두정 모두 거의 중앙에 위치(●)하고, 협·설측 융선을 연결하는 흐름은 직선적(—)이다.
- 협측 근·원심 부융선(■)이 발달하여 융선의 선단은 거의 중앙에 모인다.
- 근·원심 부융선의 선단이 소와(●)를 형성하고, 근·원심 소와는 교합면 중앙에 위치한다.
- 고유 교합면은 근·원심이 거의 같은 범위를 나타낸다(—, —). 우각의 특징은 근·원심 모두 다소 둔각이고, 고유 교합면 형태는 설측 교두를 향해 폭이 좁아진다.
- 인접 접촉 범위(—)는 근심이 약간 둥글고 원심은 약간 직선적이며, 거의 같은 거리이다.

상악 제2소구치

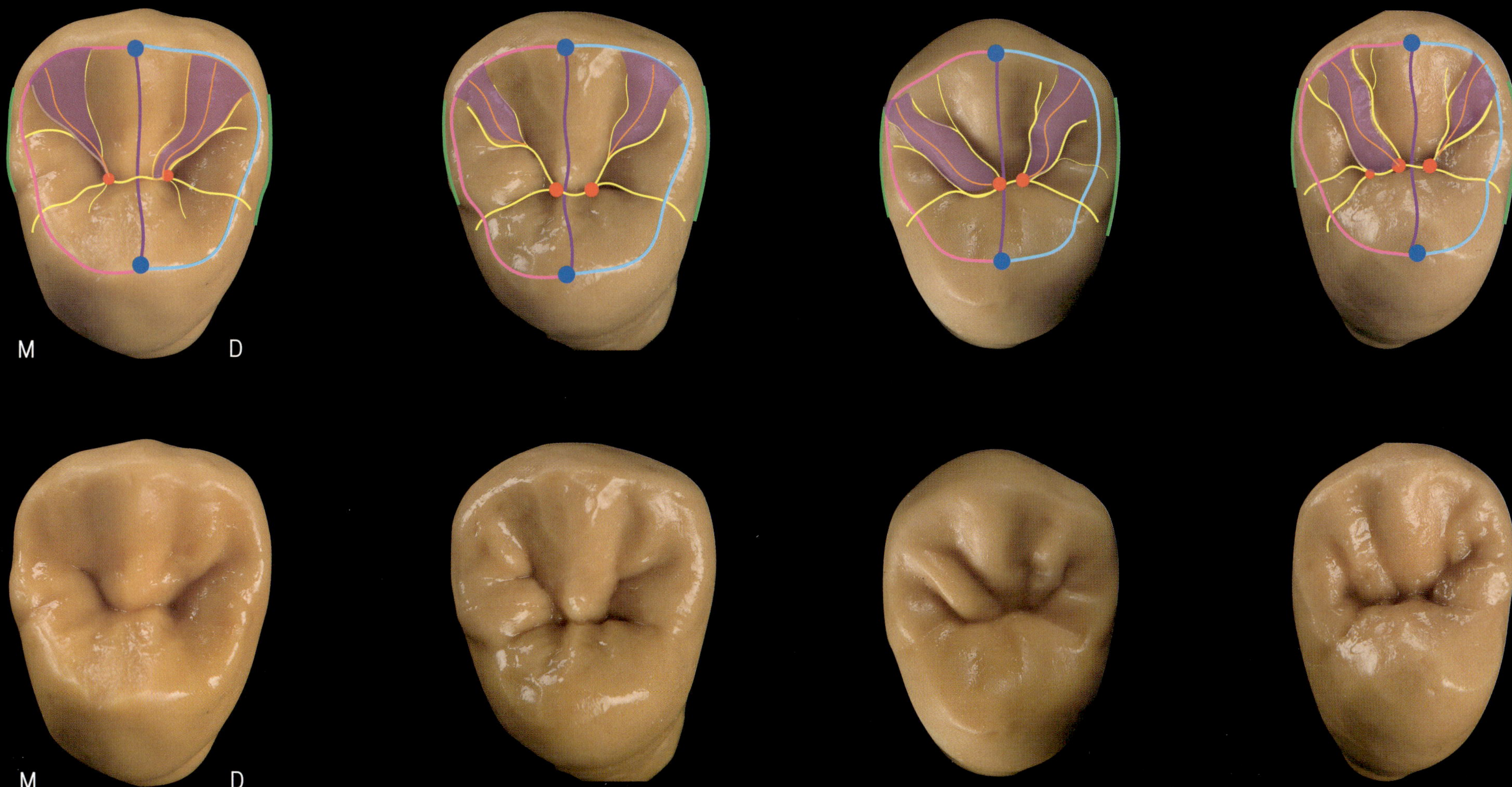

상악 제1대구치

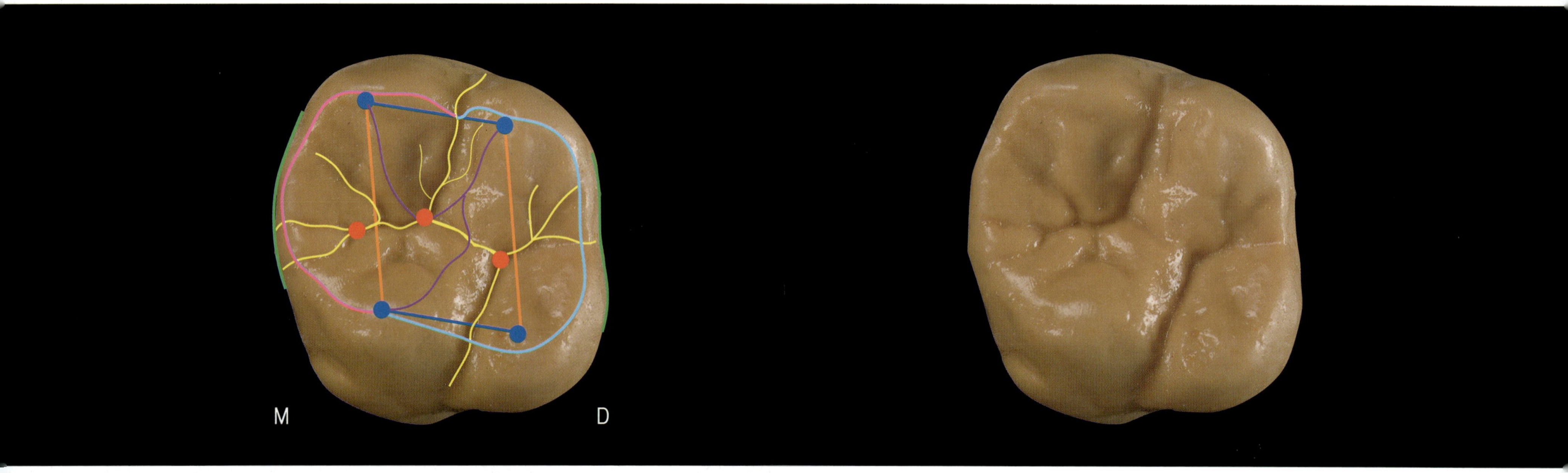

- 근심 협측 교두정–원심 협측 교두정 사이(—) 및 근심 설측 교두정–원심 설측 교두정 사이(—)의 거리가 같다.
- 근심 협측 교두정–근심 설측 교두정 사이(—) 및 원심 협측 교두정–원심 설측 교두정 사이(—)의 거리가 같다.
- 이 관계는 상악 제1대구치의 큰 특징이며, 고유 교합면 형태가 균형 잡힌 마름모 형태를 보이는 요인이다.
- 융선의 흐름(—)은 근심 협측 융선에서 중앙 소와를 향하고, 원심 협측 융선과 근심 설측 교두로부터의 융선이 이어지는 형상이 된다.
- 소와 (●)의 위치 관계는 중앙 소와가 약간 협측 쪽으로 위치하고, 근심 소와가 약간 설측 쪽으로 위치해 있다. 원심 소와는 가장 설측에 위치하고, 소와의 위치 관계는 대합하는 하악 제1대구치의 교두정 위치 관계와 크게 관련되어 있다.
- 구의 흐름 방향(—)은 협측구는 원심 방향으로 향하고, 설측구는 근심 방향으로 향한다.
- 인접면 접촉 범위(—)는 근심측은 다소 좁고 둥글며, 원심은 넓고 약간 함몰되며 직선적이다.

상악 제1대구치

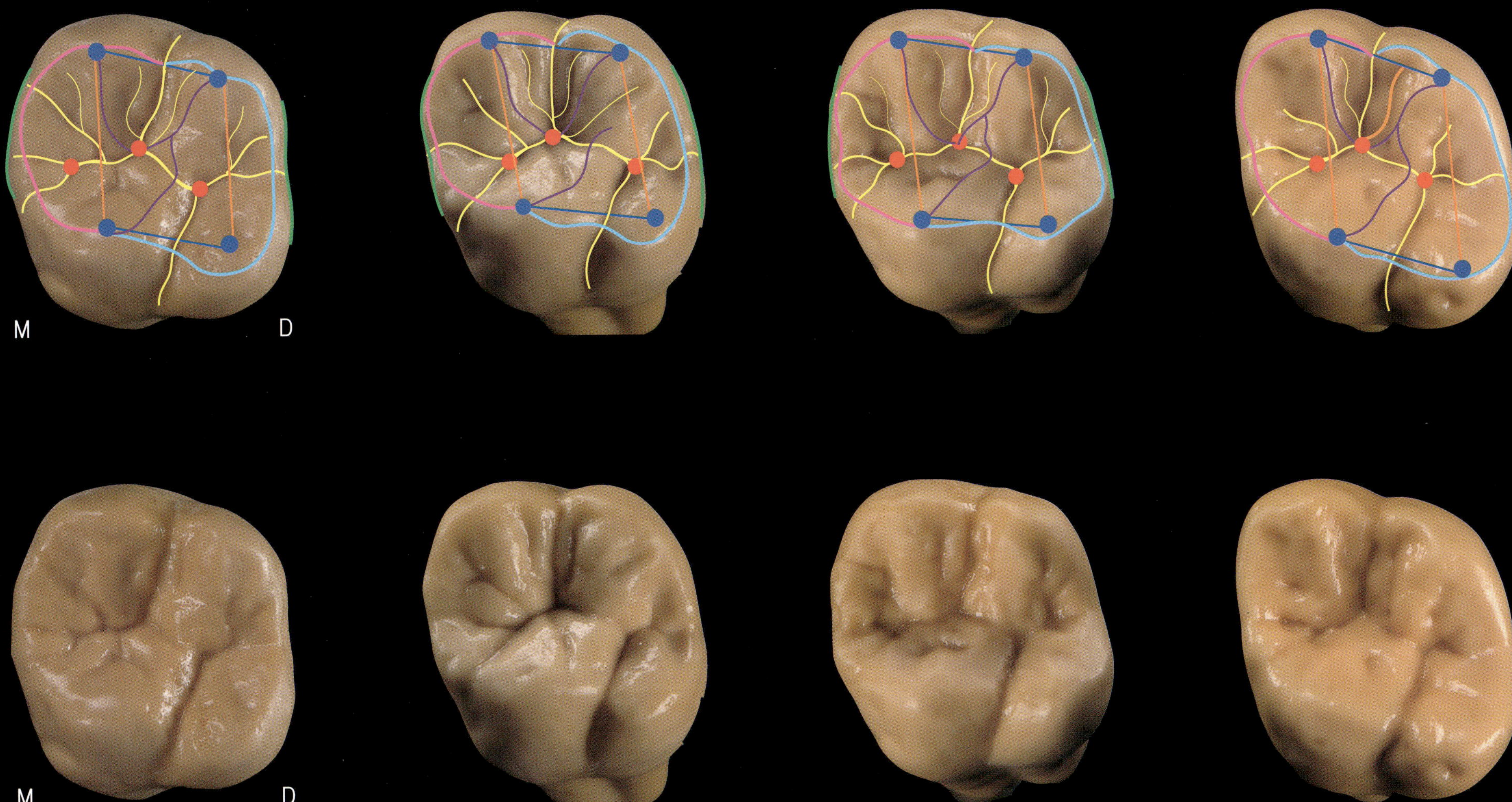

상악 제2대구치

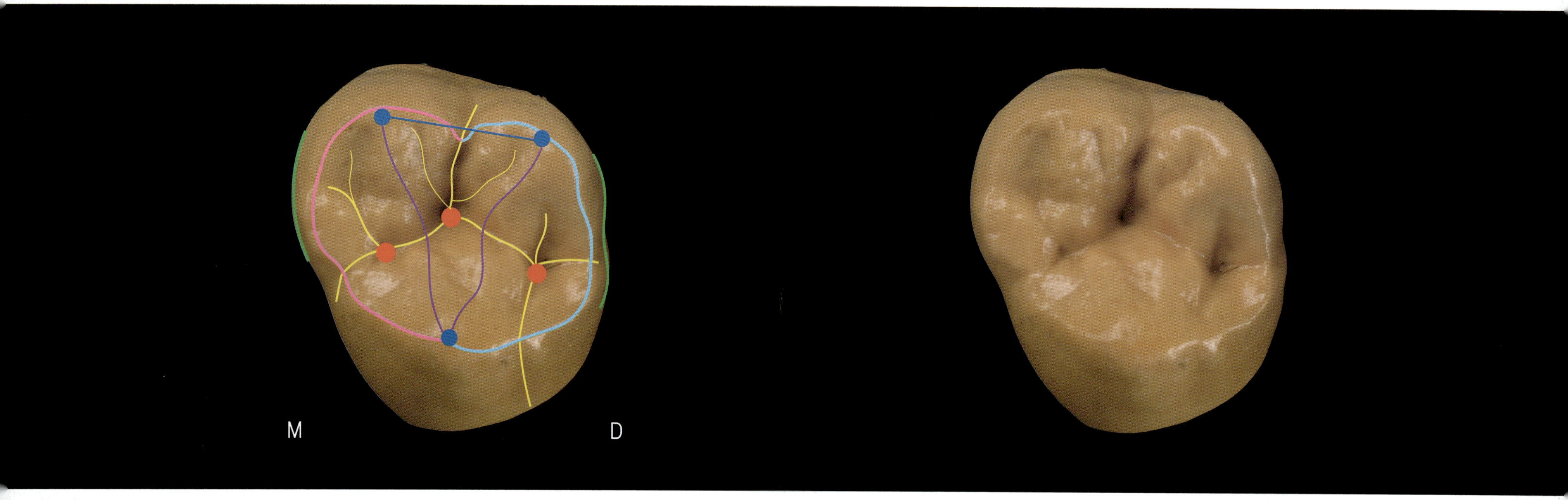

- 근심 협측 교두정이 가장 협측에 위치하고(●), 원심 협측 교두정은 약간 중앙측에 위치한다. 설측 교두정은 거의 교합면 중앙에 위치하고, 교두정의 위치 관계는 삼각형을 이룬다. 원심 설측에 작은 교두가 있다.
- 소와의 위치 관계(●)는 중앙 소와가 가장 협측에 위치하고, 또한 설측 방향에 근심 소와가 위치하며, 가장 설측에 가까운 원심 소와가 위치한다.
- 구의 흐름(—)은 협측구가 원심 방향으로 설측구가 근심 방향으로 흐른다.
- 인접 접촉 범위(—)는 근심은 볼록하며 약간 좁고, 원심은 직선적이고 넓은 범위이다.

상악 제2대구치

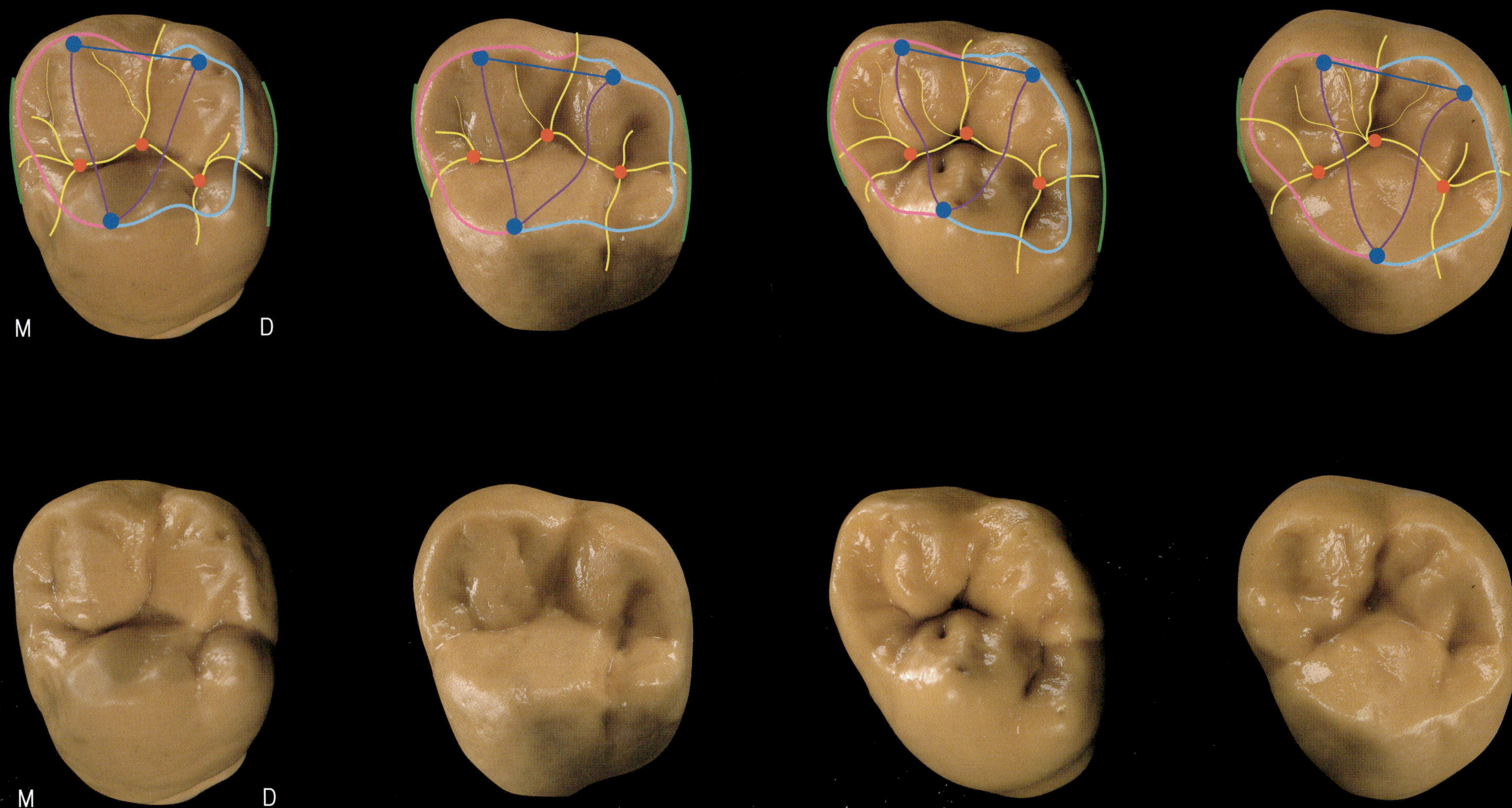

6
상악 구치 협측면·설측면의 최대 풍융부

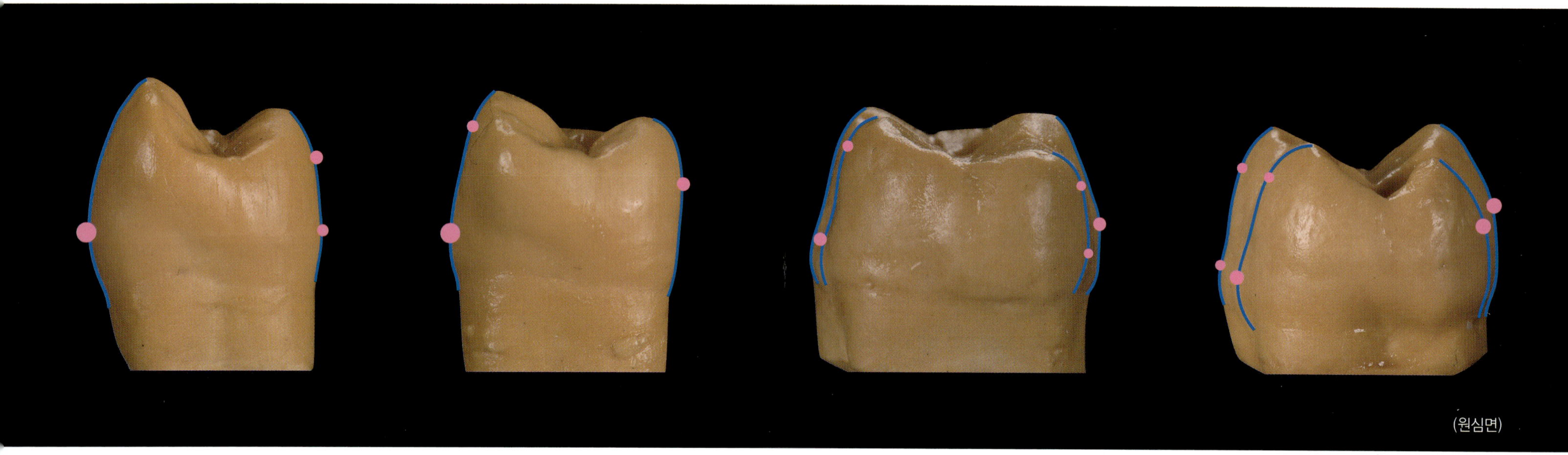

- 상악 제1소구치 협측면은 완만한 풍융을 가지고, 협측 최대 풍융부는 치경측에 위치한다. 설측면은 다소 직선적이며, 풍융부는 교합면측으로 치우치고, 치경측에 작은 풍융을 형성한다.
- 상악 제2소구치 협측면은 직선적이며 치경측에 작은 풍융을 형성하고, 교합면측으로 경사지는 한쪽 면을 형성한다. 설측면은 직선적이며, 최대 풍융부는 약간 교합면측에 위치한다.
- 상악 제1대구치 협측면은 직선적이며 치경측에 최대 풍융을 형성하고, 중앙에서 치경측으로 함몰부를 형성한다. 또한 교합면측으로 경사지는 한쪽 면을 형성한다. 설측면은 원심 교두 사면에 작은 2개의 풍융부를 가지며, 최대 풍융부는 설측 근심 교두의 치경측 사면에 위치한다.
- 상악 제2대구치 협측면은 근·원심 사면의 교두측과 치경측에 2개의 풍융부를 가진다. 설측면은 전체적으로 완만한 풍융을 형성하며, 최대 풍융부는 근·원심 사면의 거의 치관 중앙에 위치한다.

상악 제1소구치

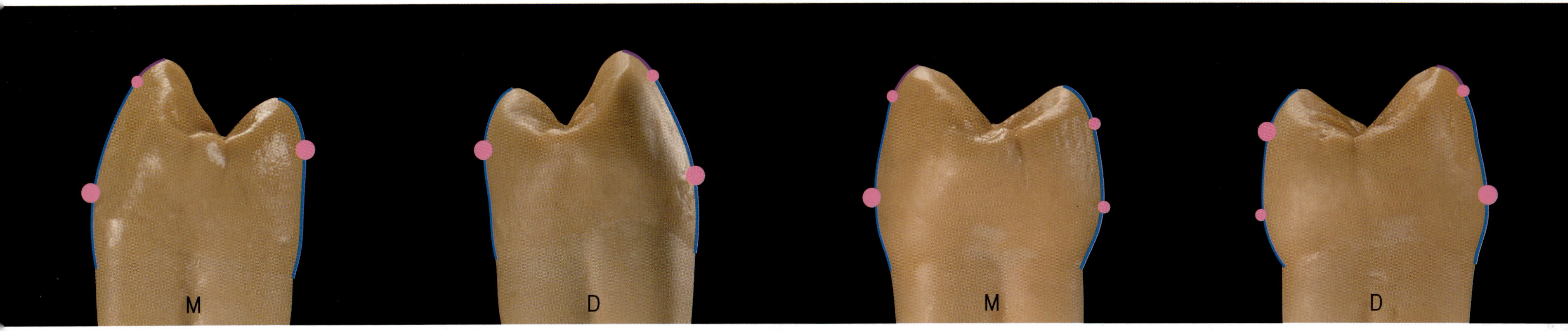

- 협측면은 완만하게 볼록하고, 최대 풍융부는 치경측에 위치한다. 또한 교합면측이 좁고 교합면측으로 경사지는 한쪽 면(—)을 형성한다.
- 설측면 최대 풍융부는 교합면측에 가까운 위치에 있으며, 치경측을 향해 거의 직선적인 면을 이루며, 치경측에 약한 풍융을 형성하는 형태도 있다.

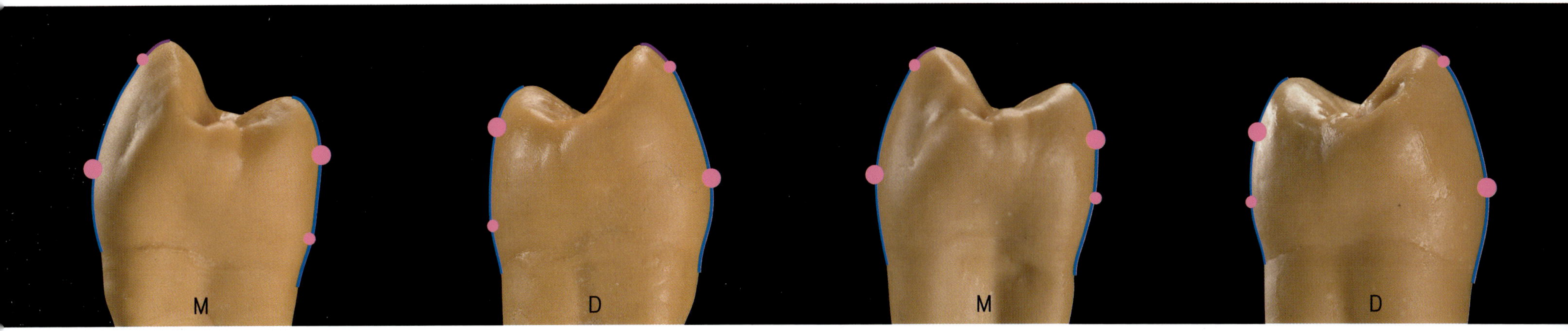

상악 제2소구치

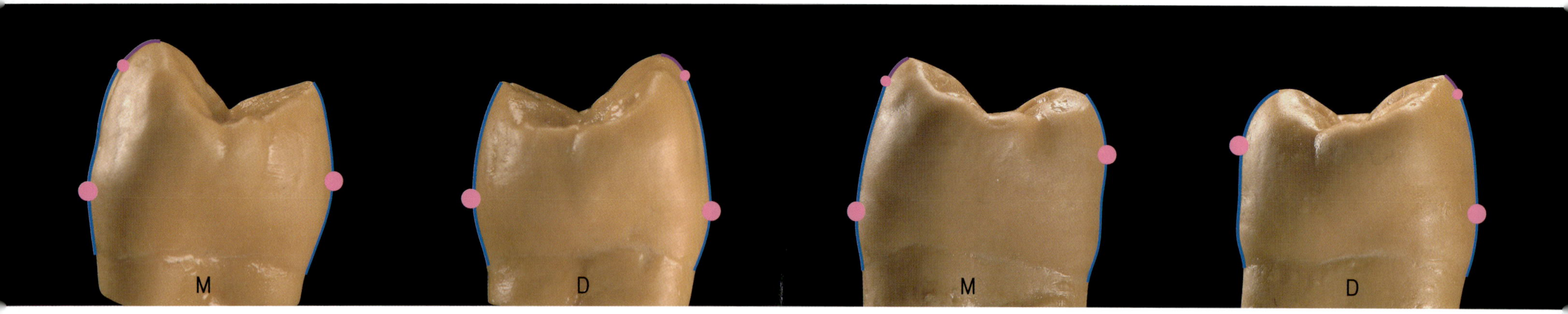

- 협측면은 치관 중앙 부근이 약간 직선적인 면을 이루고, 협측 최대 풍융부는 치경측에 위치한다.
- 교합면측으로 경사지는 한쪽 면(—)을 형성한다.
- 설측면은 최대 풍융부가 치관 중앙 부근에 위치하는 형태와 교합면측에 위치하는 2종류의 형태가 있다.
- 설측 최대 풍융부가 교합면측에 있는 형태는 치경측을 향해 직선적인 형태를 형성한다.

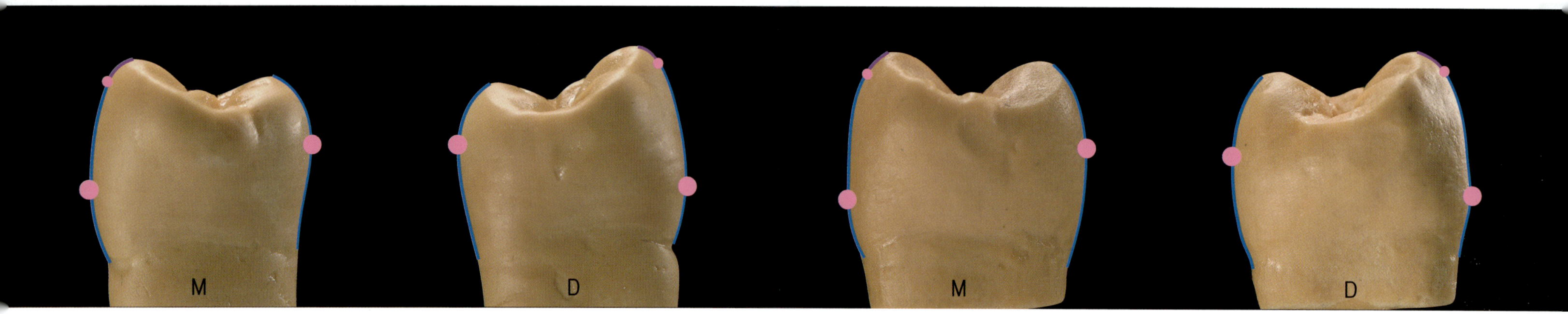

상악 제1대구치

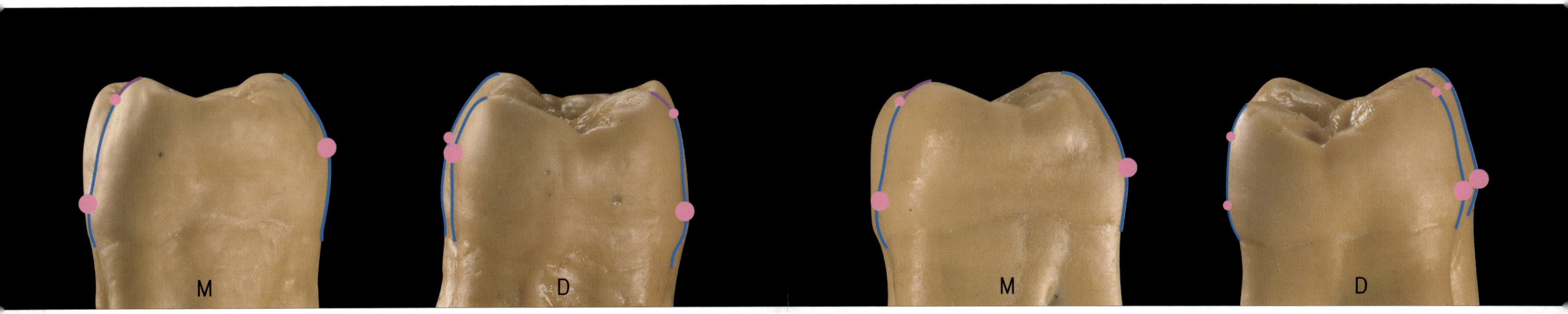

- 협측면은 교합면측으로 경사지는 한쪽 면(—)을 형성하고, 최대 풍융부는 치경측에 위치하며, 협측면 중앙에서 약간 치경측에 함몰된 형태가 형성된다.
- 근·원심 사면 모두 거의 같은 위치에 풍융이 있다.
- 설측면 최대 풍융부는 근심 교두 사면의 중앙 또는 약간 교합면측에 위치하지만, 원심 설측 교두 사면에서 교합면측과 치경측에 2개의 풍융이 있는 형태가 있다.

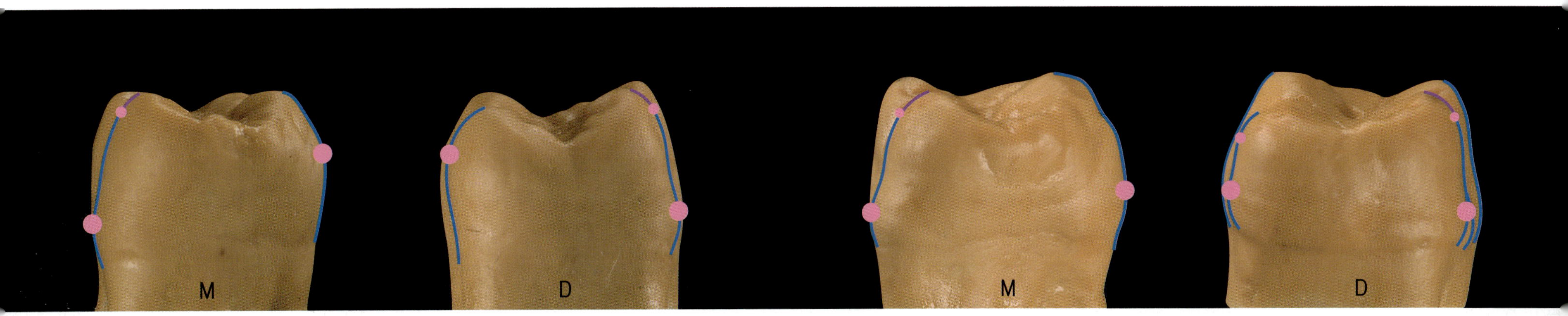

상악 제2대구치

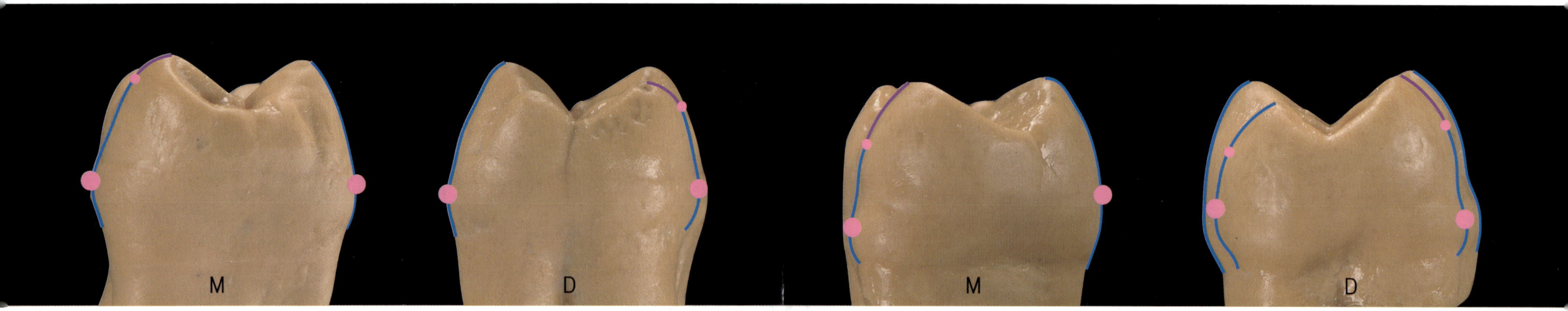

- 협측면은 교합면측으로 약간 넓은 풍융이 있는 한쪽 면을 형성하고(—), 치경측에 최대 풍융부가 형성되고, 중앙부는 함몰부를 형성하고, 교합면측과 치경측에 2개의 풍융을 형성한다.
- 설측면은 최대 풍융부가 치경측에 위치하지만, 원심 교두 사면이 풍융과 관련된 형태의 유무에 따라 최대 풍융부 위치의 차이를 보인다.

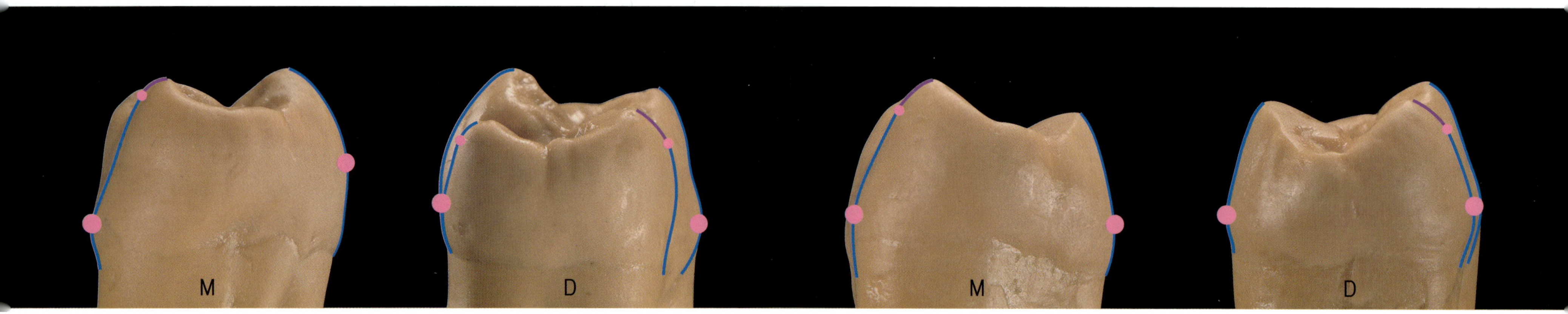

제 4 장

상악 6 전치의 제작 기준

1
상악 6 전치의 제작 기준

- 상악 6 전치의 제작은 각각의 얼굴 생김새에 조화로운 각 치아의 배열로 시작해서 스마일 라인을 만드는 것으로 끝난다.
- 다양한 스마일 라인의 결정 요소는 중절치의 절연 위치와 치축이 기준이 되고, 측절치·견치의 절연 위치와 치축의 차이에 따라 다양하게 변화한다.
- 결정 방법은 임시 수복물(provisional restoration) 제작 시의 다이렉트 목업(mock-up)으로 직접 구강 내에서 절연 레벨을 결정하는 방법이 가장 좋다.
- 하순의 형상(라인)은 스마일 라인 결정 요소의 기준이 된다.

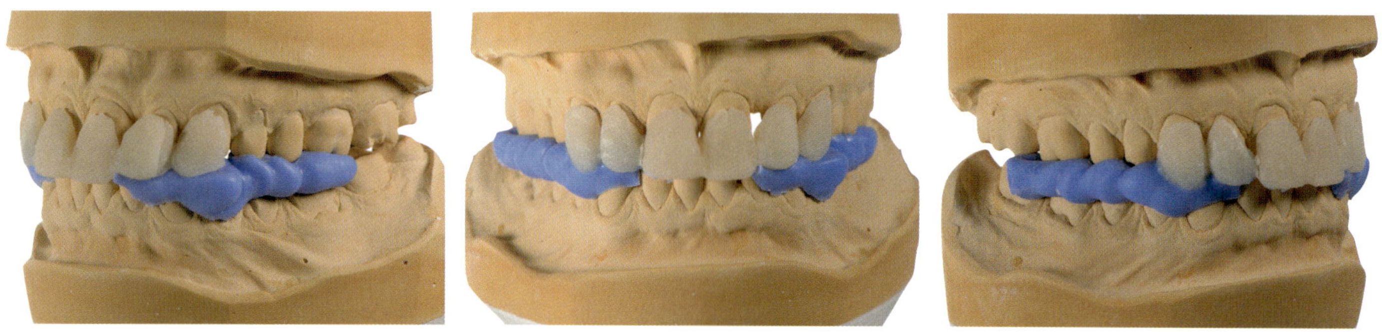

※구강 내에서 절연 레벨을 결정한 다이렉트 목업(mock-up).

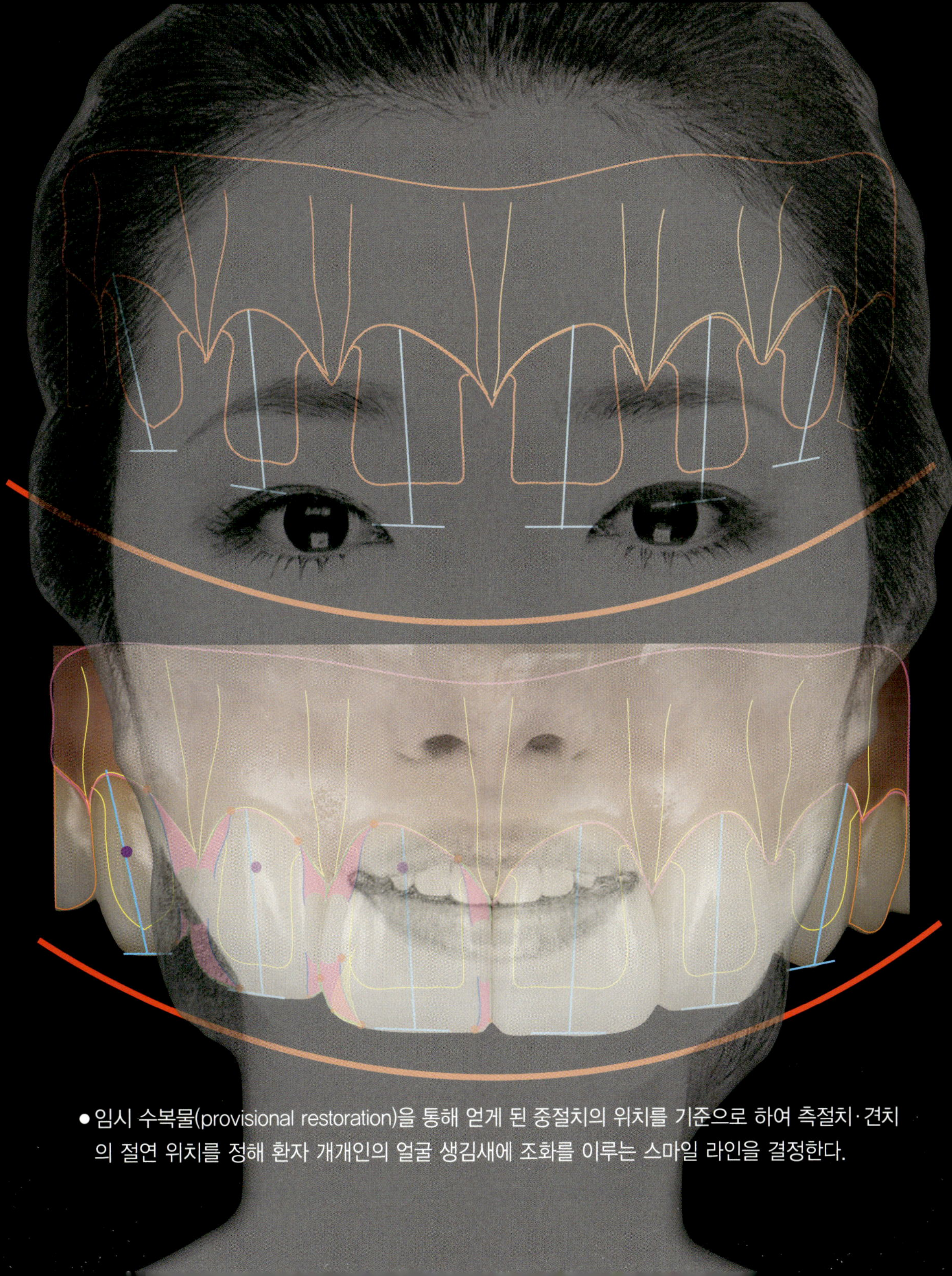

● 임시 수복물(provisional restoration)을 통해 얻게 된 중절치의 위치를 기준으로 하여 측절치·견치의 절연 위치를 정해 환자 개개인의 얼굴 생김새에 조화를 이루는 스마일 라인을 결정한다.

Pencil drawing by FUJIMOTO

얼굴 생김새 — 입술 — 치열 — 각 치아 형태

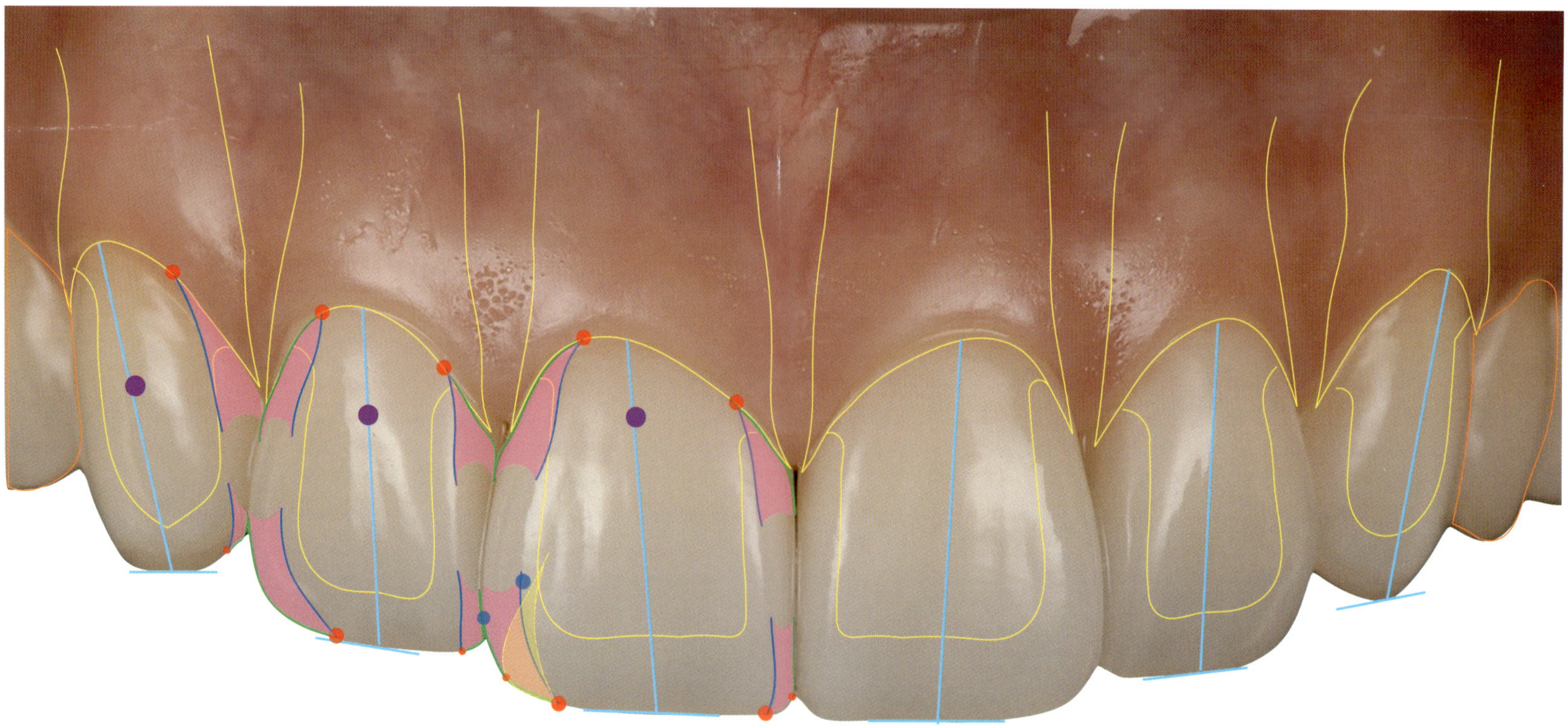

최종 보철물의 제작 기준

- 최종 보철물 제작은 동공선과 교합평면을 기준으로 한 임시 수복물(provisional restoration)의 각 치아의 위치 관계를 기준으로 하고, 스마일 라인 결정 후에 각 치아 형태(원형, 첨형, 방형)를 만든다.
- 대략적인 치아 형태의 결정 요소는 치경선의 형상(—)으로 결정한다.
- 형성된 치경선 위(—)에 기본 3 형태(원형, 첨형, 방형) 중 각각의 형태를 결정하는 치경선의 형상과 line angle의 절연 방향으로의 흐름의 출발점(●)이 있다.
- Line angle의 흐름(—)은 외곽선(—)을 따라 인접 이행면(■)을 형성하여 치아의 치경측 형태를 만든다. (각 기본 3 형태의 인접 이행면의 기본 형상은 '제1장 2. 기본 치아 3 형태' 참조)
- 가공치(pontic) 제작의 경우는 처음에 3 형태 중 어떤 형태를 만들 것인지를 정하고, 각 치은(점막) 쪽의 형태를 기본 3 형태의 치경선 형상에서부터 제작하는 것이 중요하다. 임플란트 보철의 어버트먼트 제작도 마찬가지이다.
- 치아 형태의 변화에 크게 영향을 주는 것은 근·원심의 절연측 우각의 특징이다.
- 절연측 우각의 특징은 외곽선(—)과 line angle(—)이 만드는 인접 이행면(■)과, line angle과 순측면 구가 만드는 순측 이행면(■)의 두 면으로 이루어진다.
- 또한 외곽선과 line angle 양쪽의 절연 방향으로 구부러지기 시작하는 점(●)과, 절연상에서 양쪽 선이 만나는 위치(●)의 차이로 인해 절연우각의 특징에 변화를 만든다. ('제2장 전치부 기본 3 형태의 유사성' 참조)
- 인접 이행면의 형상은 외형을 결정하고, 순측 이행면의 형상은 표면의 특징에 크게 관련된다.

- 치열을 아름답게 표현하기 위해서는 치은의 형태와 위치 관계도 중요한 요소이다.
- 또한 치경측과 최대 풍융부의 위치 관계(●)는 중절치가 가장 치경측에 위치하고, 측절치, 견치가 절연측으로 변화하는 위치 관계가 중요하다.

- 표면의 특징 부여는 자연치 법랑질의 질감 표현에 가장 중요하다.

좌우 중절치 형태의 대칭성

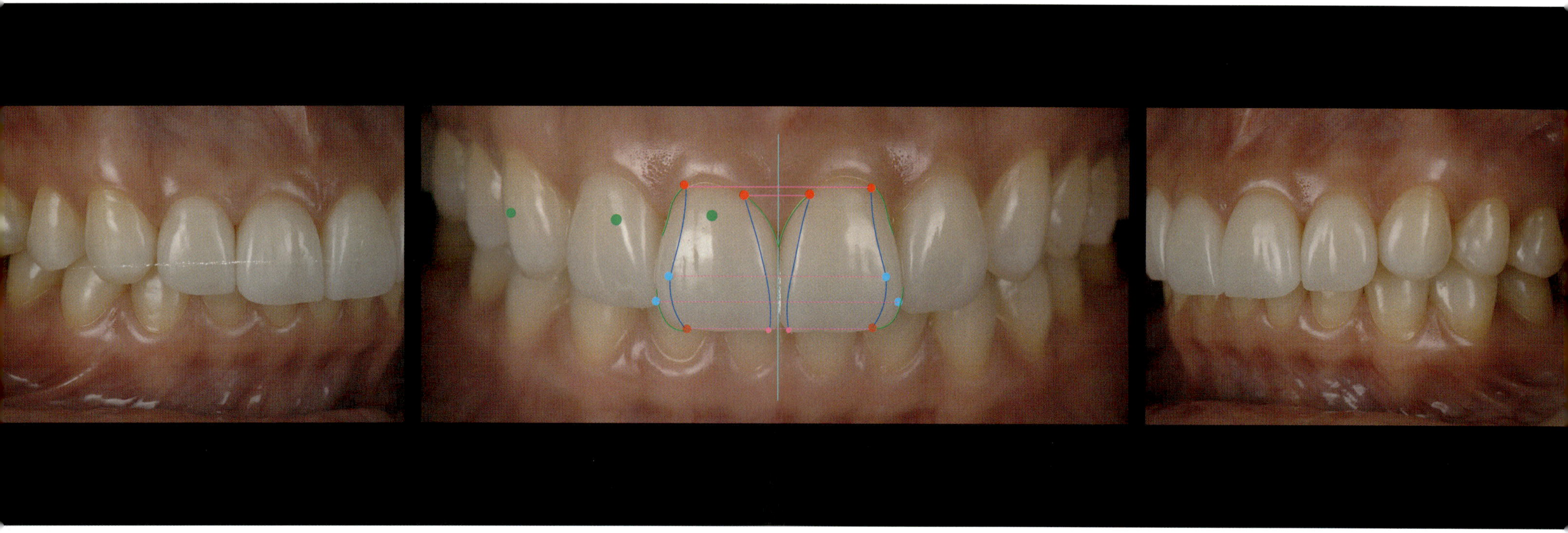

- 정중선을 경계로 치경선상의 line angle이 시작하는 위치(●)와 거리를 좌우 동일하게 함으로써 고유의 순측면의 형태가 같아지고, 외곽선의 흐름을 같게 함으로써 line angle과 외곽선이 만드는 인접 이행면이 같아지고, 치경측의 형태가 동일해진다.
- 절연측 우각의 특징을 같게 하기 위해서는 외곽선(—)과 line angle(—)이 절연 방향으로 구부러지기 시작하는 위치(●)를 같게 하고, 절연상에서 외곽선과 line angle이 만나는 위치(●)를 동일하게 함으로써 인접 이행면의 형상이 같아지고, 좌우 우각의 특징이 같아진다.

에필로그

심미 보철물 제작은 개별 환자의 얼굴 생김새에 조화를 이루는 스마일 라인 및 치아 형태의 재현이 중요하다.

치과의사, 치과기공사의 감성만으로 제작되는 보철물이 되어서는 안 된다.

자연치의 형태는 모든 것에 있어서 형태를 이루는 기준이 있다. 그 기준에 따른 형태를 표현함에 있어 제작자인 치과기공사의 감성이 더해져 제작되는 보철물이 바람직하다.

보철물 제작의 방법과 재료는 다양하게 변화하고 있지만, 치과기공사가 해야 할 근본은 치아를 만드는 것이다.

치과기공사의 업무를 완수하기 위해 치아 형태를 배우고, 치아 형태를 재현하는 훈련을 게을리해서는 안 된다.

그것이 치과기공에 사랑을 갖고 풍요롭게 되는 길일 것이다.

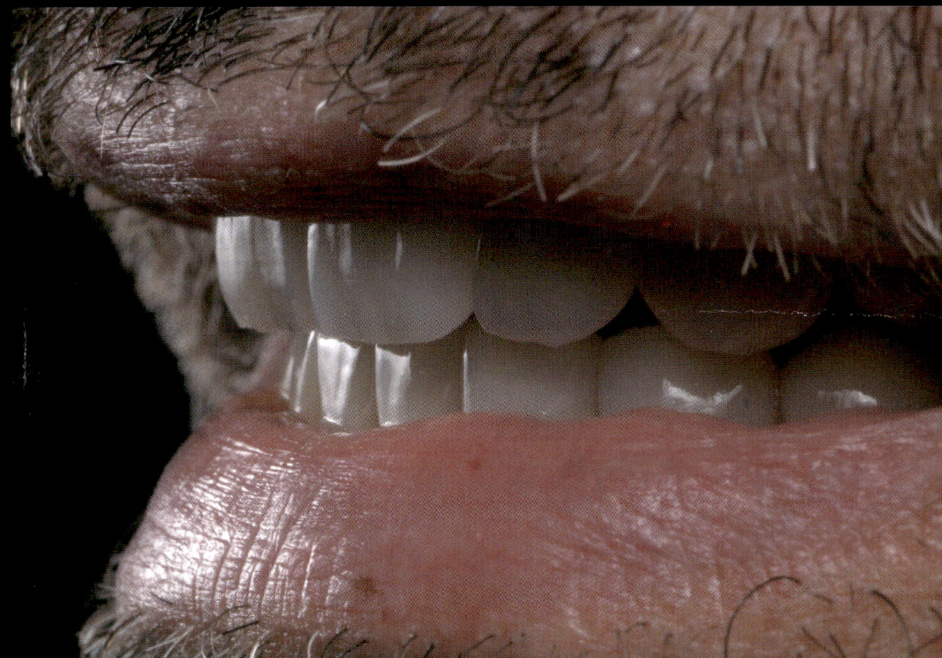

참고문헌

1) 片岡繁夫, 西村好美. ネイチャーズ・モルフォロジー一天然歯牙に学ぶ形態学一. 東京: クインテッセンス出版, 1993.

2) 片岡繁夫. Harmony一質感一. 東京: クインテッセンス出版, 2005.

3) 伊原啓祐. 知識で変わる歯のかたち 天然歯形態再現の要点 第1回 上顎大臼歯の規則性. QDT 2017; 42(1): 152-162.

4) 伊原啓祐. 知識で変わる歯のかたち 天然歯形態再現の要点 第2回 下顎大臼歯の規則性. QDT 2017; 42(2): 137-145.

5) 伊原啓祐. 知識で変わる歯のかたち 天然歯形態再現の要点 第3回 上顎小臼歯の規則性. QDT 2017; 42(3):119-127.

6) 藤田恒太郎 原著, 桐野忠大 改訂. 歯の解剖学. 東京: 金原出版, 1976.